PROF. DR. JÜRGEN VORMANN | CHRISTINA WIEDEMANN

Der Lebens-mittel-IQ

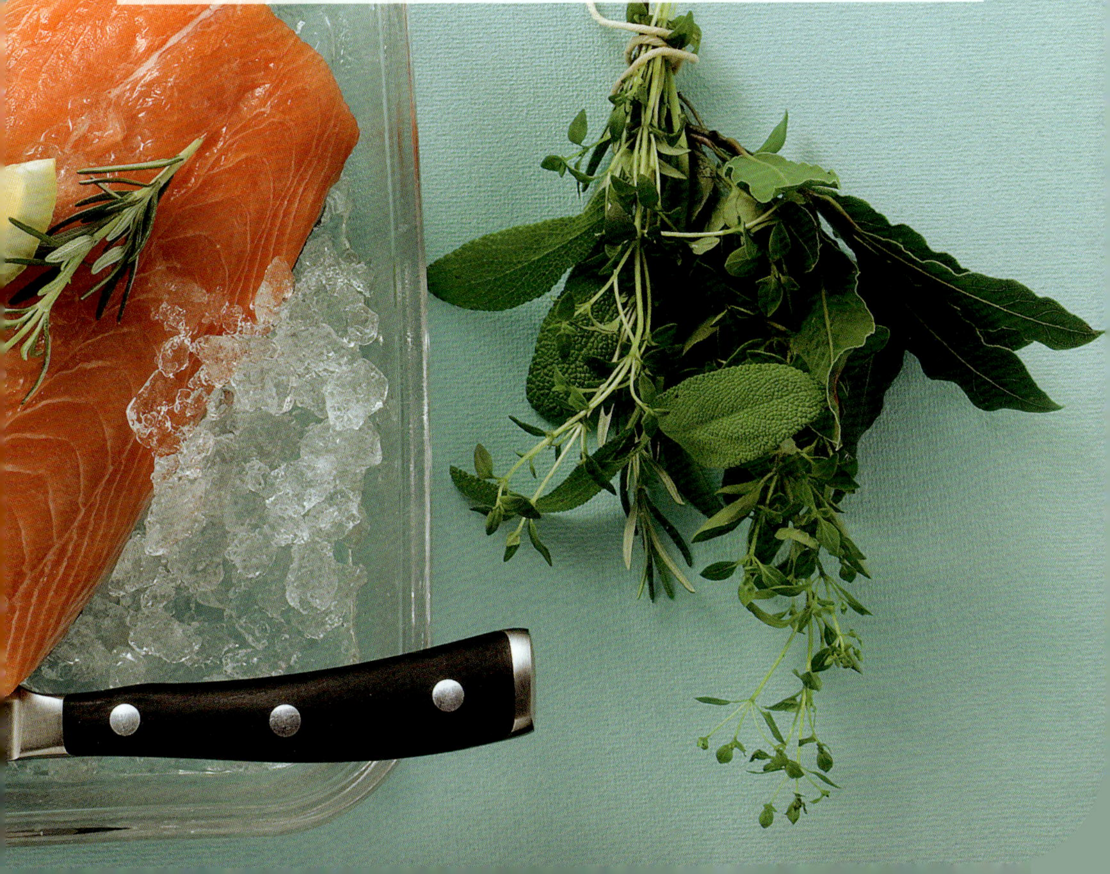

THEORIE

PRAXIS

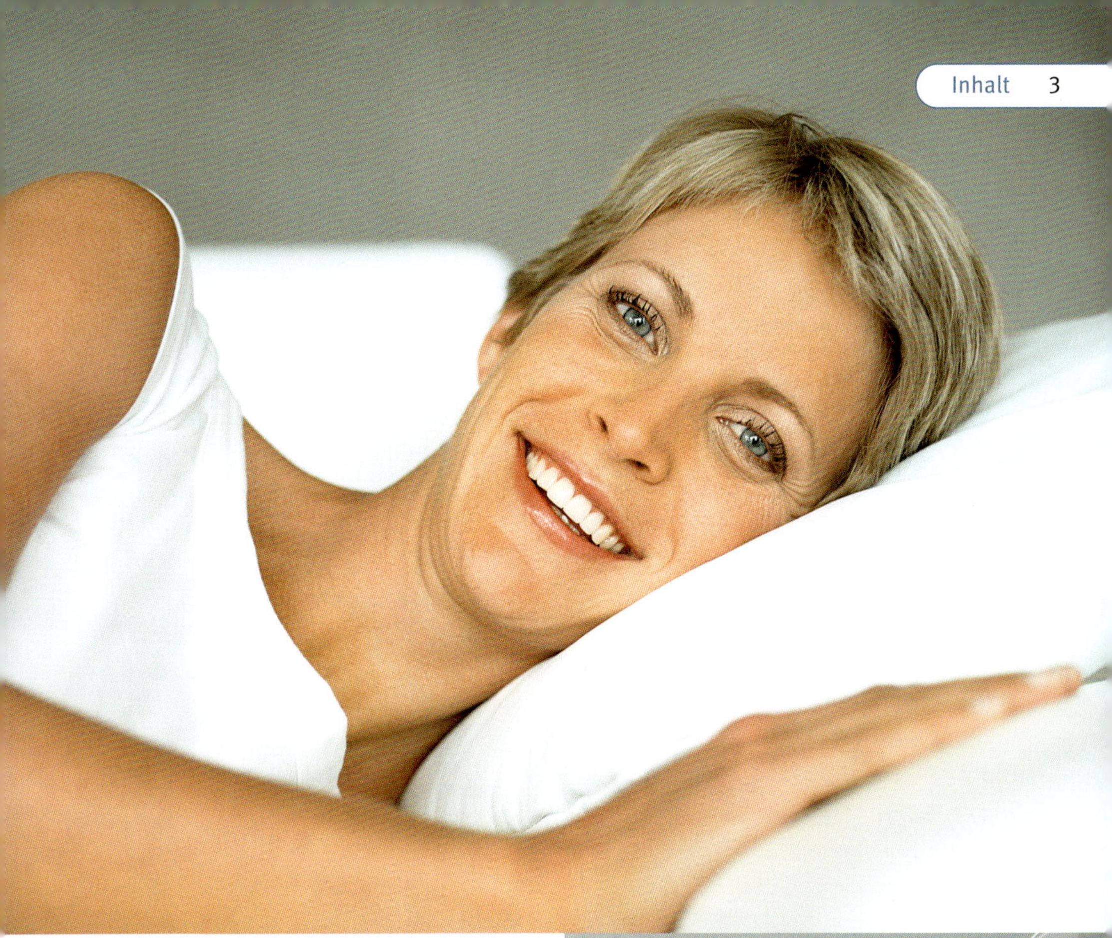

SERVICE

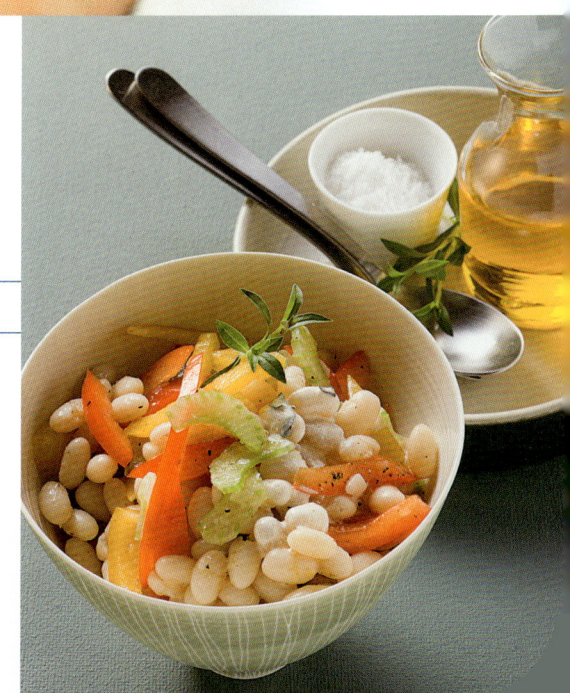

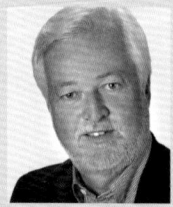

Prof. Dr. rer. nat. Jürgen Vormann studierte Ernährungswissenschaft an der Universität Stuttgart-Hohenheim. Nach langjähriger wissenschaftlicher Tätigkeit in der Grundlagenmedizin am Institut für Molekularbiologie und Biochemie der Freien Universität Berlin gründete er das Institut für Prävention und Ernährung in Ismaning bei München. Seine Hauptarbeitsgebiete sind die Biochemie und Pathophysiologie von Mineralstoffen, Spurenelementen und Vitaminen sowie die Beeinflussung des Säure-Basen-Haushalts durch die Ernährung. Außerdem berät er Manager großer Konzerne im Hinblick auf eine optimierte Ernährung.

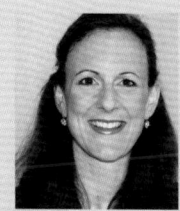

Christina Wiedemann studierte Ernährungswissenschaft an der TU Weihenstephan und arbeitete danach in PR-Agenturen, wo sie Konzepte für Kunden aus der Ernährungsbranche entwickelte. Im GRÄFE UND UNZER VERLAG betreute sie Ratgeber aus dem Ernährungs- und Gesundheitsbereich. Praktische Erfahrung sammelte sie in der »KinderKüche«, wo sie Kinder und Jugendliche für ausgewogene Ernährung begeisterte und ans »Selberkochen« heranführte. Seit 2008 ist sie selbstständig als Autorin und Diplom-Ökotrophologin tätig.

EIN WORT ZUVOR

Noch nie stand uns angesichts überbordender Supermarktregale ein so reiches Angebot an Lebensmitteln zur Verfügung. Noch nie hatten wir beim Einkauf von Lebensmitteln eine so große Auswahl. Welche Substanzen sich allerdings hinter den bunten Verpackungen verbergen und ob diese wirklich so großartig für unsere Gesundheit sind, scheint dabei nicht selten zweitrangig zu sein. Doch wer gesundheitsbewusst leben will, kommt um eine gesunde Ernährung nicht herum. Dabei ist es gar nicht so einfach, bei dem riesigen Angebot die richtige Auswahl zu treffen. Wer weiß schon in allen Einzelheiten, was unserem Körper guttut und unsere Gesundheit schützt und was eher nicht?

Die Lösung aus diesem Dilemma sind Lebensmittel, die mit besonderen Fähigkeiten ausgestattet sind: Lebensmittel mit IQ. Intelligente Lebensmittel sind das Beste, was Sie in Sachen Essen und Trinken für Ihre Gesundheit tun können. Denn sie haben eine Menge zu bieten: Intelligente Lebensmittel sättigen und haben einen niedrigen glykämischen Index (GI). Sie wirken antioxidativ und stärken und schützen so unsere Körperzellen. Außerdem stecken in ihnen reichlich wertvolle Omega-3-Fettsäuren sowie alle wichtigen Vitamine. Nicht zuletzt versorgen sie den Körper mit wertvollen Mineralstoffen und bewirken, dass der Säure-Basen-Haushalt im Gleichgewicht bleibt.

Wir haben für dieses Buch eine große Anzahl von Lebensmitteln auf ihren IQ hin untersucht und die besten für Sie und Ihre Familie zusammengestellt. So können Sie ab heute Ihre gesunde Ernährung ganz einfach und gezielt nach Ihren individuellen Bedürfnissen planen. Rezeptvorschläge mit empfehlenswerten Lebensmitteln ergänzen das intelligente Ernährungskonzept. Genießen Sie ab heute garantiert gesund!

Prof. Dr. Jürgen Vormann   **Christina Wiedemann**

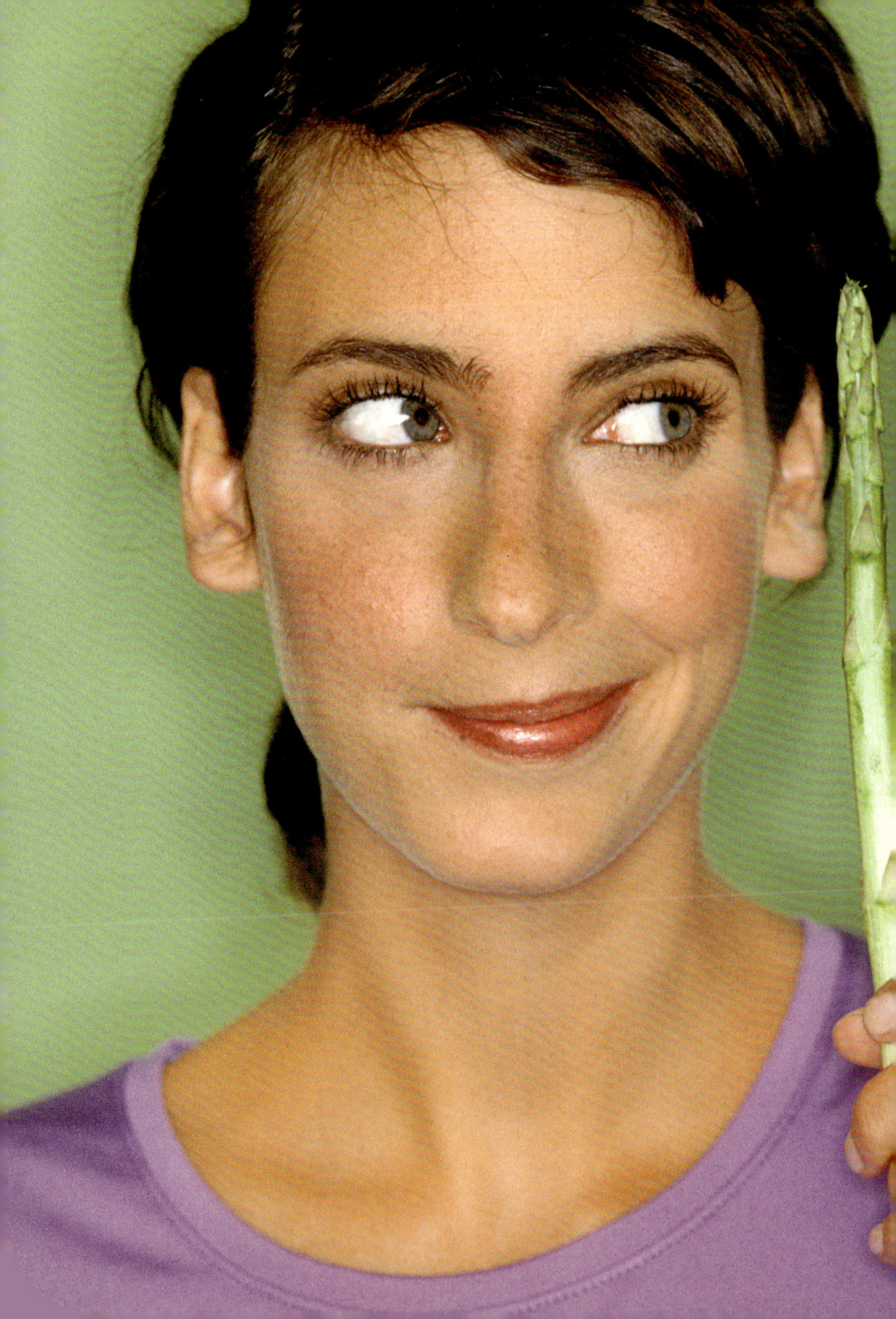

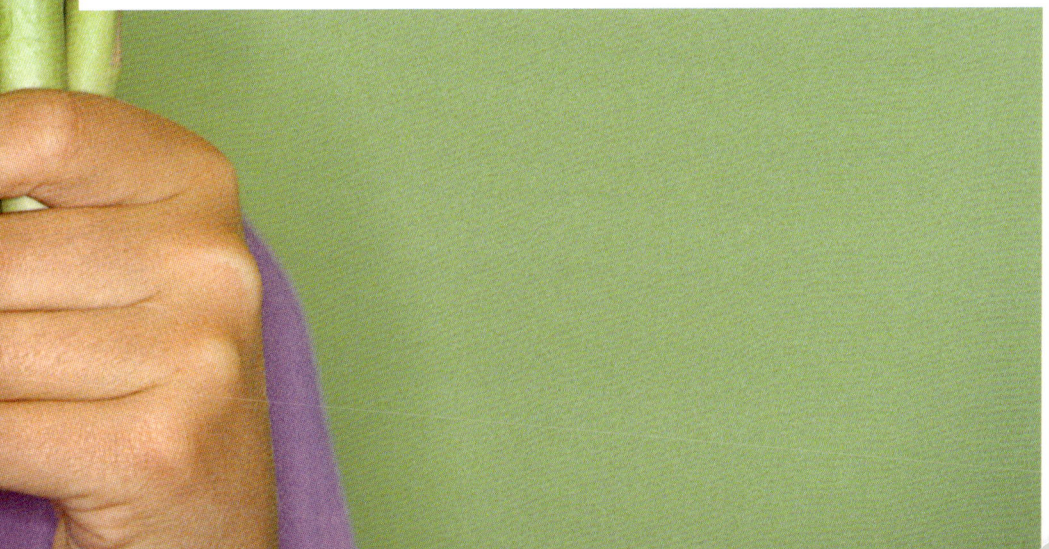

WIE WIRD EIN LEBENSMITTEL INTELLIGENT?

Das Geheimnis hinter den intelligenten Lebensmitteln sind bestimmte Inhaltsstoffe. Hier erfahren Sie, um welche besonderen Eigenschaften es sich dabei handelt.

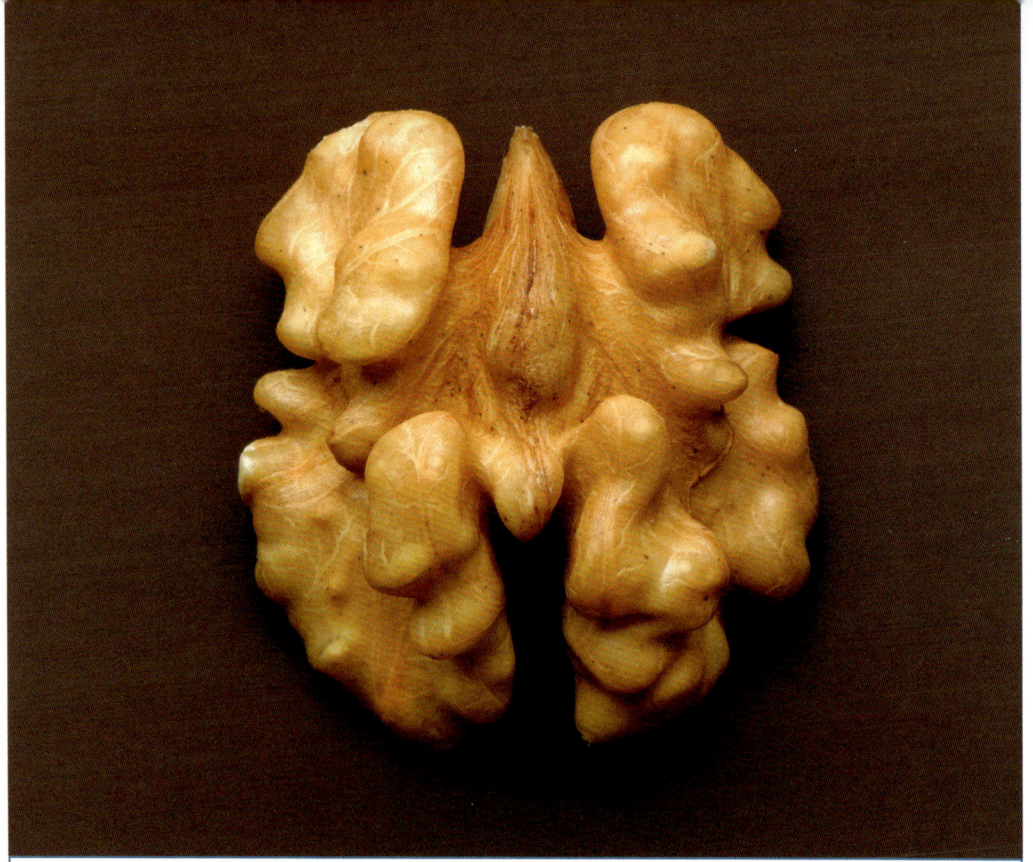

Der Schlüssel
zum Lebensmittel-IQ

Eine intelligente Ernährung ist einer der wichtigsten Garanten für unsere Gesundheit und für ein langes Leben. Denn ungünstig und einseitig zusammengestellt, können uns im Zweifelsfall sogar gesunde Nahrungsmittel schaden. Werden sie dagegen richtig kombiniert, können Lebensmittel ungeahnte Kräfte entfalten und den Körper optimal in all seinen Funktionen unterstützen. So bleiben wir leistungsfähig, sind widerstandsfähiger gegen Krankheiten und Beschwerden und fühlen uns länger jung und vital.

Gesund essen – was bedeutet das?

Der menschliche Körper besteht aus Milliarden von Zellen, von denen ein Großteil jeden Tag erneuert wird. Damit unsere Zellen wachsen und sich teilen können, müssen allerdings entsprechende Voraussetzungen erfüllt sein. Schließlich läuft in jeder Zelle ein umfangreicher Stoffwechsel ab. Dabei werden unentwegt Substanzen ab- und wieder aufgebaut.

Nun sind nicht alle Zellen gleich und haben somit auch nicht denselben Nährstoffbedarf. Je nachdem, wo im Körper sich die Zellen befinden, zum Beispiel in Knochen, Blutgefäßen oder Nerven, benötigen sie besondere, für sie geeignete Substanzen. Nur wenn diese Nährstoffzufuhr gesichert ist, können sie optimal arbeiten, sodass eine perfekte Stoffwechselbalance gewährleistet ist.

Makro- und Mikronährstoffe – auf die Kombination kommt es an

Inhaltsstoffe aus der Nahrung müssen zwei Bedingungen erfüllen, um wirklich positiv auf einen gesunden Zellstoffwechsel zu wirken. Zum einen sollen sie uns mit Energie und Aufbausubstanzen versorgen. Dafür sind die sogenannten Makronährstoffe, also Kohlenhydrate, Proteine (Eiweiße) und Lipide (Fette), zuständig. Zum anderen brauchen wir lebensnotwendige Vitamine, Mineralstoffe und Spurenelemente, sogenannte Mikronährstoffe.

ERNÄHRUNGSWISSEN DER DEUTSCHEN

Die Nationale Verzehrsstudie zeigt: Viele Deutsche schätzen das Risiko einer Gesundheitsgefährdung durch Nahrungsmittel nicht allzu hoch ein – zumindest geringer als eine Gefährdung durch Nikotin, Radioaktivität, Stress, Verkehr, Luft, Lärm, Klima und Arzneimittel. Selbst bei der Risikoeinschätzung innerhalb des Bereichs Ernährung rangieren Pestizidrückstände, verdorbene Lebensmittel sowie Medikamenten- und Hormonrückstände in der Nahrung – also die Lebensmittelskandale der letzten Jahre – auf den vorderen Plätzen. Die Gefahren von einseitiger oder zu üppiger Ernährung rangieren erst auf Platz 4 und werden damit im Vergleich zu den anderen Risiken eher unterschätzt.

WICHTIG: Nahrungsergänzung

Es gibt Lebenssituationen, in denen eine Ergänzung mit Mikronährstoffen empfehlenswert ist, beispielsweise bei Erkrankungen oder Schwangerschaft. Allerdings sollte die Einnahme von Vitamin- oder Mineralstoffpräparaten niemals unkontrolliert erfolgen. Viel hilft nicht immer viel. Eine Einnahme in zu hoher Dosierung kann manchmal sogar schädlich sein.

Denn die Makronährstoffe können in der Zelle nur verarbeitet und verwertet werden, wenn die Nahrung Mikromengen dieser Helfer enthält. Hinzu kommen noch zahlreiche weitere Inhaltsstoffe, insbesondere aus pflanzlicher Nahrung, die einen erheblichen Einfluss auf unsere Gesundheit haben können.

Mikronährstoffe – unentbehrlich für die Gesundheit

Zu den Mikronährstoffen zählen Vitamine (Vitamin A, B, C, D, E und K), Mineralstoffe (wie Kalzium oder Magnesium), Spurenelemente (wie Eisen, Zink oder Jod) und sekundäre Pflanzenstoffe (wie Karotinoide oder Flavonoide). Sie liefern meist keine Energie, sind aber für den Körper lebenswichtig und schützen ihn unter anderem vor freien Radikalen (siehe Seite 27). Diese Zellkiller machen sich breit, wenn oxidativer Stress in den Zellen entsteht. Äußere Ursachen dafür können sein: Zigaretten, Alkohol, ionisierende Strahlung (Fernseher, Computerbildschirm, Handy, UV-Strahlung), Ozon, Smog oder eine einseitige, vitaminarme Ernährung mit einem Übermaß an Kalorien. Die Mikronährstoffe ermöglichen darüber hinaus den Aufbau neuer Zellstrukturen oder werden als Helfer für bestimmte Stoffwechselprozesse in der Zelle gebraucht. Obwohl Mikronährstoffe nur in sehr kleinen Mengen benötigt werden, gehören sie zu den wesentlichen Nahrungsbestandteilen. Ohne sie könnten zahlreiche Normalfunktionen wie Wachstum, Erneuerung oder auch die Herstellung von Energie – beispielsweise zur Aufrechterhaltung unserer Körpertemperatur – nicht stattfinden. Fehlen einer oder mehrere dieser Stoffe, so können sich Mangelerscheinungen entwickeln und Krankheiten auftreten.

Der Gesundheitswert von Obst und Gemüse

Ernährungsempfehlungen können manchmal verwirrend sein. So rät etwa die Deutsche Gesellschaft für Ernährung (DGE), dass

GESUNDHEITSPOWER AUS PFLANZEN

Sekundäre Pflanzeninhaltsstoffe gehören zu den Substanzen, die als besonders gesund gelten. Den Pflanzen dienen sie als Farbstoffe, schützen sie vor Krankheiten und Schädlingen und regulieren das Wachstum. Da sie in der Nahrung nur in sehr kleinen Mengen vorkommen und im Gegensatz zu Kohlenhydraten, Eiweiß und Fett keinen eigenen Nährwert haben, wurden sie von der Wissenschaft lange stiefmütterlich behandelt. Mittlerweile weiß man jedoch, dass diese bioaktiven Stoffe auch für den Menschen wichtige Schutzfunktionen ausüben. So fanden Wissenschaftler heraus, dass Menschen, die häufig Obst und Gemüse und damit auch sekundäre Pflanzenstoffe verzehren, wesentlich seltener von Herz-Kreislauf-Erkrankungen betroffen sind. Die Gruppe der sekundären Pflanzenstoffe beinhaltet sehr unterschiedliche chemische Verbindungen, von denen nur ein kleiner Teil erforscht ist. Momentan geht man von einer Anzahl von 50 000 bis 100 000 aus.

wir viel Obst und Gemüse essen sollen, räumt aber gleichzeitig ein: »Für konkrete Zufuhrempfehlungen oder Bedarfsangaben fehlen derzeit noch die wissenschaftlichen Grundlagen.«
2005 mussten Ernährungswissenschaftler eingestehen, dass der Schutz vor manchen Krebserkrankungen durch Obst und Gemüse nicht so ausgeprägt sei, wie zuvor behauptet wurde. Denn eine Studie zeigte, dass Menschen, die mehr Obst und Gemüse aßen, sich auch gesundheitsbewusster verhielten und zum Beispiel mehr Sport trieben, sodass sich der Einfluss der Ernährung nur schwer einschätzen ließ. Außer Zweifel steht jedoch der Schutzeffekt von Obst und Gemüse im Hinblick auf Herz-Kreislauf-Erkrankungen, die Todesursache Nummer 1 bei uns. Generell spielen Obst und Gemüse in den Lebensmittel-IQ-Tabellen (siehe ab Seite 42) eine herausragende Rolle. Denn bei den meisten Messgrößen, auf die es hier ankommt (siehe Seite 18), können sie kräftig punkten: Sie versorgen den Körper mit lebenswichtigen Vitaminen und – insbesondere Gemüse – mit wertvollen Mineralstoffen. Mit ihrer antioxidativen Power schützen sie unsere Körperzellen. Und in Sachen Säure-Basen-Balance kann ihnen keine andere Lebensmittelgruppe ihren führenden Rang als

Basenlieferanten streitig machen. Nicht zuletzt haben Gemüse und viele Obstsorten einen niedrigen glykämischen Index.

Wann ist was gesund?

Trotz eines immer umfangreicheren Wissens ist es selbst für Experten nicht so einfach, genau zu sagen, wie die einzelnen Bestandteile unserer täglichen Nahrung auf unseren Körper und auf unsere Gesundheit wirken. Dabei stehen uns beeindruckende Tabellenwerke zur Verfügung, in denen eine Vielzahl von Lebensmitteln mit ihren Inhaltsstoffen erfasst sind. Doch je größer die Datenmenge, desto unübersichtlicher wird sie – und umso schwieriger lässt sich sagen, worauf es wirklich ankommt. Allein im Bundeslebensmittelschlüssel finden sich mehr als 100 verschiedene Substanzen und die Liste der Inhaltsstoffe wird immer größer. Obendrein werden wir in zunehmendem Maß durch wechselnde oder einander widersprechende Ernährungstrends verunsichert.

Gesund essen kann man lernen

Unbestritten ist, dass frische, naturbelassene Lebensmittel und eine abwechslungsreiche Küche wesentlich wertvoller sind als

GU-ERFOLGSTIPP ÜBERPRÜFEN SIE IHRE ERNÄHRUNGSGEWOHNHEITEN!

Um sofort in eine gesunde Lebensweise nach dem Lebensmittel-IQ zu starten, ist ein genauer Blick auf die eigenen Essgewohnheiten nützlich. Selbst wenn Sie überzeugt sind, bisher alles richtig gemacht zu haben, lohnt sich das Experiment: Sie könnten eine Überraschung erleben! Notieren Sie eine Woche lang, was Sie jeden Tag zum Frühstück, zu Mittag und Abend sowie als Zwischenmahlzeit essen und was Sie an Getränken zu sich nehmen. Vergleichen Sie anschließend Ihr Tagebuch mit den Lebensmittel-IQ-Tabellen ab Seite 43. Verwenden Sie schon regelmäßig einige Nahrungsmittel aus den oberen Tabellenbereichen? Prima! Bauen Sie künftig noch mehr intelligente Nahrungsmittel in Ihren Speiseplan ein. Wenn Sie bisher nur wenige intelligente Lebensmittel auf Ihrer Liste hatten – auch kein Problem: Ab sofort hilft Ihnen die Tabelle, die richtige Wahl zu treffen.

Fertigprodukte. Qualitativ minderwertige Nahrungsmittel sollten Sie deshalb konsequent von Ihrem Speiseplan streichen, egal, was Ihnen Werbebotschaften versprechen mögen. Obst und Gemüse enthalten natürlich viele Mikronährstoffe – aber nur ganz frisch geerntet. Durch Transport, Lagerung, Konservierung und Kochen werden viele dieser wertvollen Substanzen zerstört. Ein Kopfsalat kann zum Beispiel innerhalb von 3 Tagen bis zu 60 Prozent an Vitamin C verlieren, Spinat bis zu 95 Prozent. Tiefkühlgemüse ohne Zusätze, das sofort nach der Ernte eingefroren wird, ist deshalb außerhalb der Erntesaison durchaus empfehlenswert.

Lernen Sie beim Einkaufen zu experimentieren, versorgen Sie sich mit guten Kochbüchern und lernen Sie zu kochen. Das macht Sie unabhängig von Restaurant, Kantine und Fertigkost und ist zudem kostengünstiger. Gerade berufliche Anstrengungen und Stressphasen, wie sie zunehmend zu unserem Alltag gehören, verführen ja zum Snacken und lassen uns bevorzugt zu sogenannten »Convenience«-Produkten (engl. convenience = Bequemlichkeit) greifen: zu Schokoriegel, Fertigpizza oder Pommes Frites. Doch anstatt Ihren Körper mit den nötigen Nährstoffen zu versorgen, futtern Sie nur eine Menge »leere« Kalorien in sich hinein – ohne größeren Nährwert.

Tatsächlich kann jeder lernen, gesund zu essen. Mit den Infos auf den folgenden Seiten und unseren Übersichtstabellen ab Seite 43 wird es kinderleicht.

Gesunde Ernährung – wie gut wissen Sie Bescheid?

Testen Sie vorab Ihre aktuellen Ernährungskenntnisse (siehe Quiz ab Seite 14). Das hilft Ihnen, Ihr Ernährungswissen gezielt zu erweitern. Sie werden sehen: Es macht Spaß und Sie tun sich wirklich etwas Gutes.

Am besten führen Sie das Quiz durch, bevor Sie die Infos in diesem und den folgenden Kapiteln gelesen haben. Das gibt Ihnen konkrete Hinweise, auf welchen Themengebieten Sie sich noch nähere Kenntnisse aneignen sollten. Nach der Lektüre des Buches können Sie den Test dann wiederholen – und sich über Ihr neu gewonnenes Wissen freuen!

Wie groß ist Ihr Ernährungswissen?

Wenn Sie wissen möchten, wie fit Sie wirklich in Sachen Ernährung sind, dann versuchen Sie einmal, die folgenden Fragen zu beantworten. Die Auflösung und Auswertung dazu finden Sie auf Seite 17.

1 Welche pflanzlichen Fette enthalten reichlich Omega-3-Fettsäuren und unterstützen damit Ihre Ernährung sinnvoll? (Mehrere Antworten sind zutreffend.)

- ☐ A Kokosfett
- ☐ B Sonnenblumenöl
- ☐ C Rapsöl
- ☐ D Leinöl

2 Was sind Docosahexaensäure (DHA) und Eicosapentaensäure (EPA)?

- ☐ A Unentbehrliche Fettsäuren
- ☐ B Lebenswichtige Antioxidanzien
- ☐ C Schädliche Säuren im Säure-Basen-Haushalt
- ☐ D Vertreter der Transfettsäuren

3 Welches der folgenden Lebensmittel enthält pro 100 Milliliter am meisten Zucker?

- ☐ A Honig
- ☐ B Cola
- ☐ C Kuhmilch
- ☐ D Fruchtsaft

4 Welcher Mineralstoff hat welche Aufgabe? Ordnen Sie die Mineralstoffe den richtigen Aussagen zu.

A Kalzium

a Ist ein wichtiger Baustoff des roten Blutfarbstoffs Hämoglobin – und somit am Sauerstofftransport im Blut beteiligt.

B Zink

b Ist Mitspieler fast aller für den Energiestoffwechsel wichtigen Enzyme und schützt vor Muskelkrämpfen.

C Magnesium

c Wird besonders vom Immunsystem gebraucht und ist für die Bildung des Stoffwechselhormons Insulin mitverantwortlich.

D Eisen

d Wird für die Bildung von Knochen und Zahnsubstanz und für die Erregbarkeit von Muskeln und Nerven benötigt.

5 Was versteht man unter der antioxidativen Kapazität eines Lebensmittels?

☐ A Oxidativer Stress, den ein Lebensmittel im menschlichen Körper auslöst.

☐ B Die Fähigkeit des Lebensmittels, freie Radikale zu neutralisieren.

☐ C Die oxidative Belastung des Lebensmittels durch UV-Strahlen.

☐ D Die Menge an freien Radikalen, die das Lebensmittel entgiften kann.

6 Welche Gemüsesorten haben Ihrer Meinung nach den größten Gesundheitswert? Sortieren Sie die Lebensmittel, beginnend mit dem gesündesten.

☐ A Tomate

☐ B Fenchel

☐ C Möhre

☐ D Spinat

7 Welche Aussagen zum glykämischen Index (GI) stimmen? (Mehrere Antworten sind zutreffend.)

☐ A Lebensmittel, die den Blutzuckerspiegel stark ansteigen lassen, besitzen einen hohen glykämischen Index.

☐ B Der GI beschreibt, wie stark der Blutzuckerspiegel nach dem Verzehr eines Lebensmittels ansteigt.

☐ C Der glykämische Index misst den Blutfettspiegel nach dem Verzehr eines Lebensmittels.

☐ D Kohlenhydrate aus Vollkorn haben einen hohen glykämischen Index.

8 Welche Aussagen zu Transfettsäuren stimmen? (Mehrere Antworten sind zutreffend.)

☐ A Sie sind reichlich in Fischölen enthalten.

☐ B Sie erhöhen das ungünstige LDL-Cholesterin, das ein Hauptrisikofaktor für die Entstehung von Herz-Kreislauf-Erkrankungen ist.

☐ C Sie sind unentbehrlich und reduzieren entzündliche Prozesse im menschlichen Stoffwechsel.

☐ D Sie entstehen bei der Härtung von pflanzlichen Fetten.

9 Welche Aussagen zu Cholesterin stimmen? (Mehrere Antworten sind zutreffend.)

☐ A Für die negativen Effekte des Cholesterins ist insbesondere das LDL-Cholesterin verantwortlich.

☐ B HDL-Cholesterin wird auch »schlechtes Cholesterin« genannt.

☐ C Ungesättigte Fettsäuren können die Menge von LDL-Cholesterin senken.

☐ D Bei erhöhtem Cholesterinspiegel sind Eier prinzipiell tabu.

10 Welche Lebensmittel enthalten viele wertvolle Antioxidanzien? (Mehrere Antworten sind zutreffend.)

☐ A Blaubeeren

☐ B Innereien

☐ C Frischer Ingwer

☐ D Kürbis

11 Welche Lebensmittel zählen zu den basenreichen Lebensmitteln? (Mehrere Antworten sind zutreffend.)

☐ A Grapefruit

☐ B Brokkoli

☐ C Weizenmehl

☐ D Rindfleisch

12 In welchen Nahrungsmitteln steckt pro 100 Gramm besonders viel Eisen? (Mehrere Antworten sind zutreffend.)

☐ A Spinat

☐ B Himbeeren

☐ C Gouda

☐ D Schweinefilet

13 Welches Vitamin hat welche Aufgabe? Ordnen Sie die Vitamine den richtigen Aussagen zu.

A Vitamin B_{12} a Fördert die Kalziumaufnahme, wichtiger Schutzfaktor gegen Krebserkrankungen.

B Vitamin K   b Schützt vor Infekten, wirkt als Radikalfänger, stärkt das Bindegewebe.

C Vitamin D   c Bildet und regeneriert rote Blutkörperchen, wichtig für die Nervenfunktion.

D Vitamin C   d Ist besonders für die Blutgerinnung und die Knochenbildung von Bedeutung.

14 Welche Aussagen zu Butter und Margarine stimmen? (Mehrere Antworten sind zutreffend.)

☐ A Beide haben in etwa den gleichen Kaloriengehalt.

☐ B Butter hat einen höheren Kaloriengehalt als Margarine.

☐ C Weniger hochwertige Margarine enthält ungünstige Transfettsäuren.

☐ D Margarine enthält prinzipiell keine Transfettsäuren.

15 Wie viel Flüssigkeit (Wasser, ungesüßte Tees) sollte ein Erwachsener pro Tag mindestens trinken?

☐ A Weniger als 1 Liter

☐ B 1 bis 2 Liter

☐ C 2 bis 3 Liter

☐ D Mehr als 3 Liter

Auflösung

1 C, D – 2 A – 3 A – 4 Ad, Bc, Cb, Da –
5 B – 6 D, B, C, A – 7 A, B – 8 B, D – 9 A,
C – 10 A, C – 11 A, B – 12 A, D – 13 Ac,
Bd, Ca, Db – 14 A, C – 15 B

Wie viele der 15 Fragen haben Sie vollständig richtig beantwortet? Lesen Sie hier Ihre Bewertung ab:

11–15: Ausgezeichnet! Sie können sich mit Recht zu den gesundheitsbewussten Essern zählen.

5–10: Ganz okay! Dieser Ratgeber kann Ihnen helfen, Ihr Wissen über Ernährung noch weiter zu vertiefen.

0–4: Ausbaufähig! Je besser Sie sich mithilfe dieses Buches über kluge Ernährung informieren, desto mehr tun Sie für Ihre Gesundheit.

Wie wir intelligente Lebensmittel bewerten

In den letzten Jahren ist es der Ernährungswissenschaft gelungen, eine Reihe von gültigen und einfach durchschaubaren Wertmaßstäben herauszuarbeiten, die ein Lebensmittel als intelligent auszeichnen. Stand in vielen früheren gesundheitsrelevanten Tabellenwerken der Kalorien- und Fettgehalt von Lebensmitteln im Vordergrund, so sind dies jetzt beispielsweise die erwähnten Mikronährstoffe (siehe Seite 10), der Basengehalt oder die antioxidative Wirkung einzelner Lebensmittel, die unsere Zellen vor schädlichen Abbauprodukten unseres Stoffwechsels oder der Umwelt schützen. Insgesamt handelt es sich um sechs Einflussgrößen, die ein Lebensmittel als wirklich gesund ausweisen. Sie geben an, wie wertvoll ein Lebensmittel für Ihren täglichen Speiseplan ist und welchen Rang es innerhalb einer Lebensmittelgruppe belegt. Auf den nächsten Seiten erfahren Sie, wie die einzelnen Messgrößen auf Stoffwechselprozesse im Körper wirken.

IQ 1: Der glykämische Index

GI ist die Abkürzung für »Glycemic Index«, zu deutsch glykämischer Index. Mit Glykämie wird der Zuckergehalt des Blutes

AUF DIESE MESSGRÖSSEN KOMMT ES AN

> **Glykämischer Index (GI):** Dieser Wert zeigt an, wie stark der Insulinspiegel nach Aufnahme eines bestimmten Lebensmittels steigt.

> **Omega-3-Fettsäuren:** eine Gruppe der ungesättigten essenziellen Fettsäuren, die positiv auf die Blutfette wirken.

> **Vitamine:** lebenswichtige fett- oder wasserlösliche Substanzen.

> **ORAC-Wert** (engl. »Oxygen Radical Absorbance Capacity«): die antioxidative Kapazität, das heißt der Schutz vor freien Radikalen.

> **Mineralstoffe:** lebensnotwendige anorganische Nährstoffe.

> **PRAL-Wert** (engl. Potential Renal Acid Load): die potenzielle Säurebelastung der Nieren und damit die Wirkung auf den Säure-Basen-Haushalt.

bezeichnet. Der Index ist ein Maß dafür, wie schnell oder hoch der Blutzuckergehalt nach dem Verzehr von bestimmten Kohlenhydraten steigt. Er steht also für die Qualität der verzehrten Kohlenhydrate. Lebensmittel, die den Blutzuckerspiegel stark ansteigen lassen, besitzen einen hohen glykämischen Index, wie zum Beispiel Weißbrot und Kartoffeln. Lebensmittel mit einem niedrigen GI hingegen beeinflussen den Blutzuckerspiegel kaum, wie zum Beispiel Bohnen, Fleisch oder Geflügel. Zu intelligenten Lebensmitteln mit einem niedrigen glykämischen Index gehören beispielsweise Vollkornbrot, Vollkornnudeln, Hülsenfrüchte, frisches Gemüse und viele Obstsorten. Sie haben alle einen hohen Sättigungsgrad und eignen sich deshalb auch im Rahmen einer figurbewussten Ernährung.

Gute und schlechte Kohlenhydrate

Kohlenhydrate bestehen aus Zuckermolekülen und sind die wichtigsten Energiespender für unseren Körper. Einfachzucker bestehen aus Trauben- und Fruchtzucker. Zu den Zweifachzuckern gehören Milch- und Malzzucker, Rohr- und Rübenzucker, Kristall- oder Haushaltszucker. Mehrfachzucker stecken in Vollkorngetreide, Vollkornprodukten und Gemüse; man nennt sie auch komplexe Kohlenhydrate. Lebensmittel mit Einfach- und

Zweifachzucker und im Darm schnell verfügbare Kohlenhydrate besitzen einen hohen glykämischen Index. Kohlenhydrate aus Vollkornprodukten und Gemüse haben einen niedrigen glykämischen Index.

Was beeinflusst den glykämischen Index?

Wie stark ein Lebensmittel den Blutzuckeranstieg belastet, hängt allerdings von weiteren Faktoren ab: vom Stärke- und Ballaststoffgehalt des Lebensmittels, von der Verarbeitung (roh, gekocht) und von der Kombination mit fett- und eiweißreichen Lebensmitteln.

Jeder Mensch reagiert darüber hinaus bezogen auf die Insulinausschüttung anders, daher unterliegt der GI individuellen Schwankungen. Werden kohlenhydratreiche Lebensmittel in Kombination verzehrt, wie zum Beispiel Brot mit Butter, sind die Werte nur Näherungswerte, da sie nur für das isolierte Lebensmittel gelten. Fett beispielsweise verzögert die Magenentleerung und reduziert dadurch die Insulinausschüttung. Außerdem spielen die Sorte, der Reifegrad und das Herkunftsland des Lebensmittels eine Rolle.

BLUTZUCKERVERLAUF UND GLYKÄMISCHER INDEX (GI)

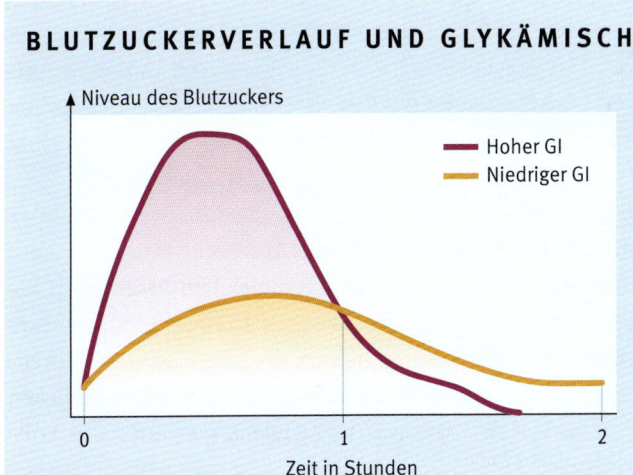

Niveau des Blutzuckers

— Hoher GI
— Niedriger GI

0   1   2

Zeit in Stunden

Nach dem Verzehr der gleichen Menge von Kohlenhydraten – einmal mit hohem und einmal mit niedrigem glykämischen Index – steigt der Blutzuckerspiegel bei derselben Testperson unterschiedlich stark an.

Die Rolle des Hormons Insulin

Unser Darm kann besonders Einfach- und Zweifachzucker, die häufig in Weißmehlprodukten und weißem Zucker stecken, sehr schnell in Glukose umwandeln. Dieser Zucker wandert umgehend ins Blut und treibt den Blutzuckerspiegel rasch in die Höhe. Der Gegenspieler der Glukose ist das Hormon Insulin. Es dient als eine Art Türöffner an bestimmten Andockstellen (Rezeptoren) der Körperzellen. Der Botenstoff öffnet also die Zellen und löst dabei verschiedene Signalketten aus: Insbesondere Glukose (Zucker), aber auch Aminosäuren (Eiweißbausteine) gelangen durch den jetzt offenen Schacht in die Zelle. Dort werden sie in die Mitochondrien, die Zellkraftwerke, gebracht und zur Energiegewinnung verbrannt oder als Bausteine verwertet. Gleichzeitig wird die Spaltung und Verwertung von Fett gebremst.

Idealerweise sollte immer nur so viel Zucker im Blut vorhanden sein, wie die Zellen wirklich brauchen. Der in die Zellen gelangte Zucker dient diesen als Futter und wird beim Sport sowie bei körperlicher und auch geistiger Arbeit verbrannt.

Meiden Sie Lebensmittel mit hohem GI

Essen wir zu häufig Lebensmittel mit Einfach- oder Zweifachzuckern, verzehren wir womöglich noch Fett dazu (zum Beispiel Weißbrot mit Butter) und bewegen wir uns zu wenig, so wird der Überschuss an Fett in Fettzellen gespeichert. Diese haben die unangenehme Eigenschaft eines schier unermesslichen Fassungsvermögens und begünstigen damit die langsame, aber sichere Entstehung von Speckpolstern. Eine andere bedenkliche Entwicklung im Körper kommt dadurch zustande, dass durch die schnelle Aufnahme von Glukose aus Einfach- oder Zweifachzuckern und den hohen Insulinausschuss aus der Bauchspeicheldrüse der Blutzuckerspiegel ebenso rasch wieder abfällt. Ein niedriger Blutzucker aber erzeugt Hunger – Heißhun-

LEBENSMITTEL MIT NIEDRIGEM GI

Obstsorten wie Aprikose, Avocado, Beeren, Birne, Grapefruit, Mandarine oder Zitrone; Pilze, Sojabohnen und Sojaprodukte und alle Gemüsesorten außer Kartoffel, Kohlrübe, Kürbis, Süßkartoffel, Topinambur, Zuckererbse und Zuckermais; Hülsenfrüchte und Sprossen; Getreide und Vollkornprodukte; Nüsse und Samen; Eier; Fleisch und Wurst; Fisch und Krustentiere; Kräuter und Gewürze; Bitterschokolade und Kakao; Milch und Milchprodukte.

ger! Und das, obwohl der Körper eigentlich genügend Nährstoffe aufgenommen hat. Geben Sie diesem Hunger nach, füttern Sie Ihre Fettzellen weiter. Hinzu kommt, dass die Andockstellen an den Körperzellen nach einer gewissen Zeit nicht mehr auf das ständig im Übermaß hergestellte Insulin reagieren. Die Zellen werden blockiert und der Zucker kursiert frei im Blut. Dieser Zustand, den man Insulinresistenz nennt, gilt als Vorstufe für den sogenannten Typ-2-Diabetes.

Im Gegensatz zu diesen »schlechten« Kohlenhydraten werden die Mehrfachzucker aus Vollkornprodukten relativ langsam aus dem Darm aufgenommen. So steigt der Blutzucker deutlich langsamer an und die Insulinfreisetzung aus der Bauchspeicheldrüse erfolgt ebenfalls in Maßen. Die Folge: Wir bleiben länger satt und die Körperzellen erhalten sich ihre Insulinempfindlichkeit, da nicht so schnell Zucker nachgeliefert wird. Gleichzeitig liefern komplexe Kohlenhydrate mit einem niedrigen glykämischen Index auch wertvolle Ballaststoffe. Diese Nahrungsbestandteile werden nicht verdaut, quellen aber im Darm auf, binden dort Abbauprodukte des Stoffwechsels und sorgen für deren Abtransport.

IQ 2: Omega-3-Fettsäuren

Nahrungsfett ist die reinste Energiebombe: Mit rund 9 kcal pro 100 Gramm liefern tierische Fette (aus Fleisch, Milch und Milchprodukten), pflanzliche Fette und Pflanzenöle (auch Mayonnaise) sowie Fette aus Nüssen und Samen mehr als doppelt so viel Energie wie Eiweiß oder Kohlenhydrate. Dabei ist Fett keineswegs gleich Fett und macht – sofern es nicht im Übermaß verzehrt wird – auch nicht zwangsläufig dick. Das zeigt allein die Tatsache, dass im Rahmen von »Low-Fat-Diäten« und mühsamem Fettpunktezählen jahrelang akribisch auf eine fettarme Ernährung geachtet wurde – und die Zahl der Übergewichtigen trotzdem anstieg.

WICHTIG: Transfettsäuren
Transfettsäuren entstehen bei industriellen Verarbeitungsprozessen und wirken sich negativ auf das Verhältnis von schlechtem LDL- und gutem HDL-Cholesterin aus. Verzichten Sie deshalb auf Produkte, in denen Transfettsäuren stecken. Achten Sie beim Einkauf auf die Angabe »gehärtete pflanzliche Fette« und meiden Sie diese strikt!

TIPP: Wildfänge statt Zuchtfische

Besonders viele Omega-3-Fettsäuren stecken in fettem Seefisch. Allerdings können Fische diese Fettsäuren nicht selbst herstellen; sie stammen vielmehr aus Algen und Plankton und landen erst am Ende der Nahrungskette im Bauch der Fische. Zuchtfische, die mit Fleischabfällen gefüttert werden, enthalten diese Fettsäuren daher oft in geringerer Menge als Wildfänge.

Welches Fett darf es sein?

Entscheidend für eine gesunde, ausgewogene Ernährung ist, welche Fette Sie verwenden. Auf sie zu verzichten, bringt nichts. Denn Nahrungsfett erfüllt im menschlichen Körper wichtige Funktionen: Es unterstützt die Hormonproduktion, hilft bei der Aufnahme fettlöslicher Vitamine, beim Zellaufbau und bei der Immunabwehr. Fette sind in ihrem chemischen Aufbau alle gleich. Sie bestehen aus Glyzerin und aus drei – allerdings äußerst unterschiedlichen – Fettsäuren.

> **Gesättigte Fettsäuren** kann der Körper bei Bedarf selbst herstellen. Wir müssen sie nicht extra zuführen. Im Übermaß wirken sie schädlich auf den Blutfettspiegel. Gesättigte Fettsäuren finden Sie vor allem in tierischen Lebensmitteln wie Butter, Sahne, Wurst, Fleisch und Käse, aber auch »versteckt« in Kuchen, Chips oder Fertiggerichten.

> **Einfach ungesättigte Fettsäuren** kann der Körper aus anderen Fetten ebenfalls selbst herstellen. Dennoch sollten sie täglich auf dem Speiseplan stehen, denn sie beeinflussen alle Blutfettwerte positiv. Sie stecken zum Beispiel in pflanzlichen Ölen wie Rapsöl, Olivenöl, aber auch in Nüssen, Samen und Avocados.

> **Mehrfach ungesättigte Fettsäuren** kann der Körper selbst nicht produzieren. Sie müssen täglich über die Nahrung zugeführt werden, da sie lebensnotwendig (essenziell) sind. Man unterscheidet zwischen den Fettsäuren der Omega-3- und der Omega-6-Reihe.

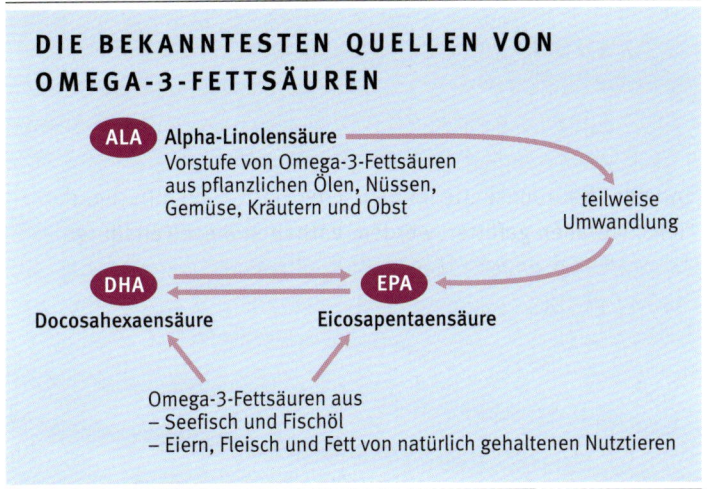

DIE BEKANNTESTEN QUELLEN VON OMEGA-3-FETTSÄUREN

ALA Alpha-Linolensäure
Vorstufe von Omega-3-Fettsäuren aus pflanzlichen Ölen, Nüssen, Gemüse, Kräutern und Obst

teilweise Umwandlung

DHA
Docosahexaensäure

EPA
Eicosapentaensäure

Omega-3-Fettsäuren aus
– Seefisch und Fischöl
– Eiern, Fleisch und Fett von natürlich gehaltenen Nutztieren

Omega-3- und Omega-6-Fettsäuren

Omega-3-Fettsäuren wirken sich günstig auf die Blutgerinnung und den Blutdruck aus. Und sie begünstigen das herzschützende HDL- (High Density Lipoproteins) Cholesterin. Sowohl pflanzliche als auch tierische Lebensmittel enthalten Omega-3-Fettsäuren. Gute Quellen sind vor allem fetter Kaltwasserfisch (Hering, Lachs, Makrele, Thunfisch) sowie mit Grünfutter aufgezogene Rinder und Wildfleisch. Die Fischöle sind gute Lieferanten für Docosahexaensäure (DHA) und Eicosapentaensäure (EPA). Diese Fettsäuren haben eine günstige Wirkung auf das Immunsystem (siehe Seite 82) und reduzieren entzündliche Prozesse. In Pflanzen kommt unter anderem die Vorstufe der Omega-3-Fettsäuren, die sogenannte Alpha-Linolensäure, vor. Leinöl, Rapsöl und Weizenkeimöl haben reichlich davon.

Pflanzliche Öle mit einem hohen Gehalt an Omega-6-Fettsäuren sind vor allem Sonnenblumenöl, Distelöl, Sojaöl, Kürbiskernöl und Weizenkeimöl sowie Diätmargarinen. Sie senken das ungünstige LDL-Cholesterin – aber auch das günstige HDL-Cholesterin.

Wenn Omega-6- und Omega-3-Fettsäuren in einem ausgewogenen Verhältnis in der Nahrung vorliegen, ergänzen sie sich und sorgen für eine positive Wirkung auf den menschlichen

WICHTIG
Achten Sie bitte auf umweltfreundlichen Fischfang, um die weltweiten Bestände zu schonen. Nähere Informationen finden Sie unter www.msc.de.

Organismus, indem sie etwa Gefäßerkrankungen vermeiden helfen. Ein günstiges Verhältnis von Omega-6- zu Omega-3-Fettsäuren sollte 5:1 oder darunter betragen. Meist wird aber mehr Omega 6 in Form von Sonnenblumenöl oder Distelöl sowie Fleisch aus Massentierhaltung verzehrt, das kaum Omega-3-Fettsäuren enthält.

Essen Sie daher so oft wie möglich Lebensmittel, die reich an Omega-3-Fettsäuren sind, um das Verhältnis auszugleichen. Besonders Omega-3-Fettsäuren aus Fischölen gelten als die Stars der Vorbeugung und Gesunderhaltung. Ihre Schutzwirkung auf Herz und Gefäße ist seit langem bekannt.

IQ 3: Vitamine

Vitamine sind lebenswichtige Nährstoffe, die mit der Nahrung aufgenommen werden. Sie gehören, ebenso wie die Mineralstoffe und Spurenelemente, zu den nicht energieliefernden Nährstoffen. Trotzdem benötigen wir diese lebenserhaltenden Stoffe, um vital und leistungsfähig zu sein.

Bei allen Vitaminen handelt es sich aus chemischer Sicht um recht komplizierte organische Moleküle. Der Körper benötigt sie nur in kleinen Mengen, und doch kann bereits ein geringer Mangel die Gesundheit beeinträchtigen. Denn die Aufgabe der Vitamine ist es, für einen reibungslosen Stoffwechsel zu sorgen. So regeln sie zum Beispiel, wie und in welchem Maß Kohlenhydrate, Fett und Eiweiß im Körper verwertet werden und Mineralstoffe in die Knochen eingebaut werden. Sie haben darüber hinaus weitere wichtige Funktionen: Wir brauchen sie zum Aufbau der körpereigenen Enzyme, Hormone, Blutzellen und Gewebe sowie für unser Immunsystem. Vitamine werden bei biochemischen Reaktionen im Körper verbraucht und müssen daher regelmäßig ersetzt werden.

Bestimmte Vitamine kann der Körper speichern, andere scheidet er aus, sofern zu viel davon vorhanden ist. Die Gruppe der fettlöslichen Vitamine (Vitamin A, D, E, K) ist speicherfähig, die Gruppe der wasserlöslichen (zum Beispiel die B-Vitamine und Vitamin C) nicht.

Vitamine, die für die IQ-Tabellen bedeutsam sind

Die 13 heute bekannten Vitamine müssen regelmäßig mit der Nahrung aufgenommen werden. Wichtig ist dabei, vor allem auf die Vitamine zu achten, die oft unzureichend in unseren Nahrungsmitteln enthalten sind. Bei Vitamin A und den Vitaminen Biotin, Niacin, Pantothensäure und Pyridoxin wird der tägliche Bedarf durch unsere Nahrung problemlos gedeckt. Dagegen zeigte die Nationale Verzehrsstudie aus dem Jahr 2008, dass die empfohlene tägliche Zufuhr bei den übrigen Vitaminen längst nicht erreicht wird.

Aufgrund der Ergebnisse dieser Studie haben wir deshalb nur diese Vitamine in den IQ-Tabellen (siehe ab Seite 43) berücksichtigt. Es handelt sich dabei um die wasserlöslichen Vitamine B_1, B_2, B_{12}, Folsäure und Vitamin C sowie die fettlöslichen Vitamine D, E und K. Jedes dieser Vitamine ist für unterschiedliche Aufgaben verantwortlich:

> **Vitamin B_1** beeinflusst den Kohlenhydratstoffwechsel, ist wichtig für die Schilddrüsenfunktion, fördert die Nervenfunktion. Gute Quellen: weiße Bohnen, Buchweizen, Erbsen, Kalbsleber, Kalbsniere, Kichererbsen, Schweinefilet, Schweineschnitzel, Weizenkeime.
> **Vitamin B_2** unterstützt die Verwertung von Fetten, Eiweiß und Kohlenhydraten und ist darüber hinaus gut für Haut und Nägel. Gute Quellen sind: Austernpilze, Champignons, Makrele, Hühnerbrust, Hühnerei, Kalbsleber, Kalbsniere, Schweinefilet, Seelachs, Steinpilze.
> **Vitamin B_{12}** bildet und regeneriert rote Blutkörperchen, ist wichtig für die Nervenfunktion. Gute Quellen: Camembert, Edamer, Emmentaler, Tilsiter, Hühnerei, Kalbsleber, Kalbsniere, Lachs, Makrele, Hering.
> **Folsäure** spielt eine wichtige Rolle bei Wachstums- und Entwicklungsprozessen, bei der Teilung und Neubildung von Zellen.

TIPP: So vermeiden Sie Vitaminverluste

Wasserlösliche Vitamine, zu denen die B-Vitamine und Vitamin C gehören, sind empfindlich und gehen beim Waschen, Zerkleinern und Garen von Lebensmitteln rasch verloren. Auch längeres Lagern schadet ihnen. Verwenden Sie daher möglichst immer frische Zutaten. Waschen Sie Obst, Gemüse, Salat und Kräuter nur im Ganzen und kurz, um den Vitaminverlust gering zu halten. Achten Sie außerdem darauf, dass Sie zum Garen möglichst wenig Wasser verwenden.

Gute Quellen: Grünkohl, Hühnereigelb, Kalbsleber, Kichererbsen, Limabohnen, Roggenkorn, Sojabohnen, Spinat.

> **Vitamin C** bietet Schutz vor Infekten, wirkt als Radikalfänger, stärkt das Bindegewebe. Gute Quellen: Brokkoli, Fenchel, Gemüsepaprika, Grünkohl, Guaven, Hagebutten, Sanddornbeeren, schwarze Johannisbeeren.

> **Vitamin E** dient der Zellerneuerung, hemmt entzündliche Prozesse, stärkt das Immunsystem, wirkt als Radikalfänger. Gute Quellen: Haselnüsse, Leinsamen, Mandeln, pflanzliche Öle wie Sonnenblumenöl, Walnussöl oder Weizenkeimöl, Schwarzwurzeln, Wirsing.

> **Vitamin D** fördert die Kalziumaufnahme, ist ein wichtiger Schutzfaktor gegen Krebserkrankungen. Gute Quellen: Aal, Hering, Lachs, Thunfisch, Morcheln, Steinpilze.

> **Vitamin K** ist besonders für die Blutgerinnung und die Knochenbildung wichtig. Gute Quellen: grünes Blattgemüse wie Spinat, Brunnenkresse, Brokkoli, Grünkohl, Kopfsalat.

IQ 4: Antioxidanzien

Dass unser Körper zum Funktionieren Luft benötigt, weiß jedes Kind. Mit jedem Atemzug nehmen wir Sauerstoff auf, pro Tag etwa 2,8 Kilogramm. Aus 1 bis 3 Prozent unserer Atemluft jedoch entstehen im Zellstoffwechsel schädliche Nebenprodukte wie die

WIE OXIDATIVER STRESS ENTSTEHT

Bei einer gesunden Lebensweise herrscht ein Gleichgewicht zwischen angreifenden freien Radikalen und abwehrenden Antioxidanzien. Ist dieses Gleichgewicht jedoch gestört, geraten die freien Radikale in die Überzahl und der Körper steht unter oxidativem Stress. Dieser Zustand stellt einen ernst zu nehmenden Risikofaktor für unsere Gesundheit dar. Äußere Ursachen für oxidativen Stress sind eine hohe Belastung mit Umweltschadstoffen (zum Beispiel Ozon oder Smog), eine zu hohe UV-Strahlung durch übertriebenes Sonnenbaden, ein zu unkritischer Umgang mit Nikotin, Alkohol und anderen Drogen, anhaltender seelischer und körperlicher Stress, Radikaldiäten und zu hohe spontane körperliche Belastungen.

ANTIOXIDANZIEN – WIE SIE ENTSTEHEN, WIE SIE WIRKEN

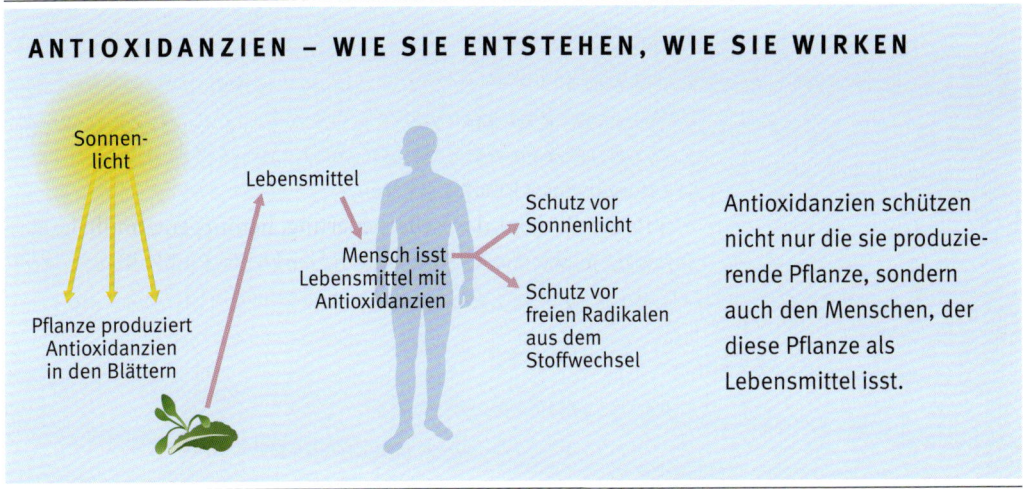

Sonnen-licht

Lebensmittel

Pflanze produziert Antioxidanzien in den Blättern

Mensch isst Lebensmittel mit Antioxidanzien

Schutz vor Sonnenlicht

Schutz vor freien Radikalen aus dem Stoffwechsel

Antioxidanzien schützen nicht nur die sie produzie-rende Pflanze, sondern auch den Menschen, der diese Pflanze als Lebensmittel isst.

sogenannten freien (Sauerstoff-) Radikale. Das heißt, für den gro-ßen Vorteil, den wir durch den Verbrauch von Sauerstoff in unse-rem Stoffwechsel erzielen, müssen wir leider den Nachteil in Kauf nehmen, dass dabei ein gewisser Anteil des Sauerstoffs in hochre-aktive Teilchen, die freien Radikale, umgewandelt wird. Einerseits werden freie Radikale zwar zum Beispiel für die Immunabwehr benötigt, andererseits kann ein Übermaß von ihnen Zellstruktu-ren schädigen und so langfristig zum Entstehen von Krankheiten beitragen sowie den Alterungsprozess beschleunigen.

Wenn die körpereigenen Schutzsysteme nicht mehr ausreichen, alle freien Radikale zu entgiften, so wird dies als oxidativer Stress bezeichnet. Neben dem oxidativen Stress aus dem Stoffwechsel ist der menschliche Körper auch freien Radikalen aus der Umwelt ausgesetzt: UV-Strahlung, Luftverschmutzung, Rauchen stellen eine zusätzliche Belastung dar.

Wie freie Radikale in Schach gehalten werden

Körpereigene Schutzmechanismen sorgen dafür, dass freie Radi-kale akut nicht allzu großen Schaden anrichten. Allerdings benöti-gen diese Schutzsysteme häufig bestimmte Ko-Faktoren, die wir mit der Nahrung aufnehmen müssen – dazu gehören eine Reihe

BUNTE VIELFALT

Viele Antioxidanzien machen sich durch Farbe bemerkbar:
Sie stecken vor allem in kräftig grünem Gemüse oder Salat und in
dunkelrotem oder blauem Obst. Anthocyane (Pflanzenfarbstoffe)
aus Beerenobst enthalten besonders viele Radikalfänger. Weitere
wichtige Antioxidanzien sind die Vitamine C und E, Polyphenole in
grünem Tee und Kakao, Karotinoide wie Beta-Karotin in Möhren,
Lycopin in Tomaten und Lutein in dunklen Blattgemüsen wie Grünkohl und Spinat.

von Vitaminen und Mineralstoffen. Daneben können wir mit der Nahrung aber auch direkt Substanzen zu uns nehmen, die freie Radikale entgiften können. Diese Substanzen werden Antioxidanzien genannt. Die antioxidative Kapazität von Lebensmitteln hat insofern eine große Bedeutung für den Schutz vor einem Übermaß an freien Radikalen.

Generell enthalten viele Pflanzen Antioxidanzien. Denn Pflanzen sind ortsgebunden und können die oxidative Belastung durch das UV-Licht der Sonne nur durch die Produktion eigener Antioxidanzien kompensieren. Beim Verzehr solcher Pflanzen können Sie sich also diese antioxidativen Pflanzeninhaltsstoffe selbst zunutze machen. Essen Sie deshalb mehrmals täglich frisches Obst, Gemüse und Salat und gestalten Sie Ihre Mahlzeiten so abwechslungsreich wie möglich.

Daneben helfen auch regelmäßige Bewegung und Sport unterhalb der persönlichen Belastungsgrenze, den oxidativen Stress in Schach zu halten. Denn Bewegung fördert die Bildung körpereigener Antioxidanzien. Achten Sie nicht zuletzt auf eine ausbalancierte Lebensweise: Verzichten Sie auf Rauchen und übermäßigen Alkoholkonsum und gönnen Sie sich nach Stressphasen genügend Erholung.

GU-ERFOLGSTIPP

FREILANDANBAU

Gemüsepflanzen und Obstbäume können die oxidative Belastung durch die UV-Strahlen der Sonne nur durch die Herstellung eigener Antioxidanzien ausgleichen. Verzehren Sie deshalb so oft wie möglich Gemüse und Salat aus Freilandanbau. Diese versorgen Sie mit wesentlich mehr Antioxidanzien als Treibhausprodukte.

Was bedeutet der ORAC-Wert?

Die Liste der bekannten pflanzlichen Antioxidanzien wächst und wächst. Inzwischen haben Wissenschaftler mehrere tausend solcher Pflanzeninhaltsstoffe ausgemacht. Natürlich ist die Menge der Antioxidanzien von Pflanze zu Pflanze verschieden. Worauf es ankommt ist jedoch, wie stark ein Lebensmittel antioxidativ wirkt. Zu diesem Zweck haben Ernährungswissenschaftler in den letzten Jahren den ORAC entwickelt (engl. »Oxygen Radical Absorbance Capacity« – antioxidative Kapazität zur Neutralisierung von Sauerstoffradikalen).

Lebensmittel mit einem hohen ORAC-Wert tragen also wesentlich zu unserem Schutz vor einem Übermaß an oxidativem Stress bei und helfen, vor Krankheiten und vorzeitigem Altern zu schützen.

LEBENSMITTEL MIT HOHEM ORAC-WERT

Frische Kräuter wie Basilikum, Bohnenkraut, Dill, Estragon, Koriander, Majoran, Oregano, Pfefferminze, Salbei, Thymian; Gewürze wie Currypulver, frischer Ingwer, Kreuzkümmel, Nelken, Zimt; Nüsse wie Pecannüsse, Pistazien und Walnüsse; ungesüßtes Kakaopulver; Linsen.

IQ 5: Mineralstoffe

Ohne Mineralstoffe funktioniert nichts im Stoffwechsel. Die anorganischen Substanzen werden zwar nur in kleinen Mengen gebraucht, sind aber unentbehrlich für zahlreiche biochemische Reaktionen, wie beispielsweise Nerven- und Muskelerregbarkeit, Blutbildung und Sauerstofftransport, Aufbau von Knochen und Zähnen oder Steuerung des Wasserhaushaltes.

Mineralstoffe gehen besonders mit der Ausscheidung von Urin und Schweiß verloren und müssen deshalb unbedingt ersetzt werden. Denn zur Aufrechterhaltung seiner Leistungsfähigkeit ist der Körper auf die regelmäßige Zufuhr von Mineralstoffen mit der Nahrung angewiesen.

Wir kennen bei den Mineralstoffen solche, die nur in Spuren vorkommen. Zu diesen sogenannten Spurenelementen gehören Eisen, Jod, Fluor, Mangan, Kupfer, Zink, Kobalt, Chrom, Selen, Molybdän und Vanadium. Und wir kennen Mineralstoffe, die wir in größeren Mengen aufnehmen müssen. Diese Mengenelemente sind Natrium, Kalium, Kalzium, Phosphor, Magnesium und Chlorid.

HART IM NEHMEN
Mineralstoffe sind im Gegensatz zu Vitaminen nicht organisch. Deshalb sind sie relativ robust, was die meisten Zubereitungsmethoden anbelangt. Hitze oder Luft schaden ihnen – im Gegensatz zu Vitaminen – nicht. Worauf Sie jedoch achten sollten, ist, mineralstoffhaltiges Gemüse nicht zu lange in Wasser zu kochen. Sonst laugen die wertvollen Mineralstoffe aus.

Wichtig ist eine umfassende und ausreichende Versorgung mit allen Mineralstoffen. Der Bewertung des Mineralstoffgehalts von Lebensmitteln liegt dasselbe System zugrunde wie bei den Vitaminen (siehe Seite 25). Auch hier wurden die Daten der Nationalen Verzehrsstudie herangezogen, wobei in die Bewertung des Mineralstoffgehalts nur die Mineralien eingingen, für die laut Studie eine unzureichende Versorgung besteht. Das ist bei Kalzium, Magnesium, Eisen und Zink der Fall.

Was intelligente Mineralstoffe alles können

Um sich leistungsfähig und fit zu fühlen, brauchen wir Mineralstoffe. Sie unterstützen den Stoffwechsel und die Gesundheit auf vielfältige Weise. Jeder Mineralstoff hat dabei einen eigenen Aufgabenbereich.

> **Kalzium:** Bei Kalzium besteht häufig Mangelversorgung. Kalzium ist für die Bildung von Knochen und Zahnsubstanz erforderlich und wird für die Erregbarkeit von Muskeln und Nerven benötigt. Als Hauptknochenmineral (99 Prozent des Körperbestandes von Kalzium sind in den Knochen enthalten) führt eine Kalzium-Mangelversorgung zu einer Entmineralisierung. Die Folge ist eine verminderte Stabilität: Osteoporose ist heute tatsächlich eine Volkskrankheit, die Frauen in den Wechseljahren erheblich in ihrer Lebensqualität beeinträchtigt und dem Gesundheitssystem nicht zuletzt erhebliche Kosten verursacht. Dagegen kann eine gute Kalziumversorgung von Jugend an ausgezeichnet einer Osteoporose vorbeugen.

> **Magnesium:** Auch bei Magnesium besteht trotz Nahrungsvielfalt oft Mangel. Der Mineralstoff ist Mitspieler fast aller für den Energiestoffwechsel wichtigen Enzyme. Magnesium ist auch Bestandteil von Knochen und aktiviert verschiedene Stoffwechselreaktionen. Es ist außerdem wichtig für Muskel- und Nervenreizbarkeit. Magnesiummangel zeigt sich beispielsweise durch häufige spontane Muskelzuckungen und -verspannun-

gen. Ein deutliches Zeichen einer zu geringen Versorgung mit Magnesium sind auch Wadenkrämpfe. Eine hohe Magnesiumzufuhr schützt Sie dagegen vor den negativen Auswirkungen von Stress. Denn Magnesium kann die Freisetzung von schädlichen Stresshormonen hemmen.

> **Eisen:** Dieser Mineralstoff ist für die Gesundheit von besonderer Bedeutung. Eisen ist ein wichtiger Baustoff des roten Blutfarbstoffs Hämoglobin – und somit am Sauerstofftransport im Blut beteiligt. Eine schlechte Versorgung mit Eisen hat zur Folge, dass die Produktion von Hämoglobin eingeschränkt wird. Langfristig führt das dazu, dass der Sauerstofftransport zu den Organen nicht mehr so gut funktioniert. Wir bemerken das an abnehmender Leistungsfähigkeit, Müdigkeit und Schlappheit. Von Eisenmangel sind besonders Frauen betroffen, da bei ihnen durch die monatliche Regelblutung ein erhöhter Eisenbedarf entsteht.

> **Zink:** Der Mineralstoff ist ein wichtiger Mitspieler für viele Enzyme und wird besonders von unserem Immunsystem gebraucht, da er Bestandteil wichtiger Thymushormone ist. Darüber hinaus stabilisiert das Spurenelement die Zellaußenhäute (Membranen) und ist für die Bildung der Speicherform des Stoffwechselhormons Insulin verantwortlich. Wer oft krank ist oder von wiederkehrenden Infekten geplagt wird, leidet häufig unter einem geschwächten Immunsystem. Eine Ursache dafür kann ein Mangel an Zink sein. Eine gute Zinkzufuhr ist daher für die Immunabwehr von großer Bedeutung.

GU-ERFOLGSTIPP

EISEN PLUS VITAMIN C

Um Eisen aus pflanzlichen Lebensmitteln gut nutzen zu können, braucht Ihr Körper auch Vitamin C. Ergänzen Sie deshalb bei Ihren Mahlzeiten eisenreiche Lebensmittel wie Fleisch und Getreide mit Vitamin-C-reichem Gemüse und Obst. Eine ausgezeichnete Kombination ist beispielsweise Hirse mit Gemüsepaprika, ebenso wie Haferflocken mit schwarzen Johannisbeeren.

Weitere Mineralstoffe

Grundsätzlich können Sie davon ausgehen, dass die Nahrungsmittel, die Sie in den oberen Rängen der Lebensmittel-IQ-Tabellen (siehe ab Seite 43) finden, Sie ausreichend mit allen wichtigen Mineralstoffen versorgen.

LEBENSMITTEL MIT HOHEM MINERALSTOFFGEHALT

> **Eisen:** in weißen Bohnen, Fenchel, Haferflocken, Hirse, Kalbsleber, Kalbsniere, Kichererbsen, Linsen, Mangold, Pfifferlingen, Schwarzwurzel, Schweinefilet, Spinat, Sojabohnen
> **Kalzium:** in Brie, Brokkoli, Edamer, Gouda, Grünkohl, Mozzarella, Parmesan, Romadur, Spinat, Ziegenweichkäse

> **Magnesium:** in Gerstenkorn, Grünkernkorn, Haferflocken, Hirse, Kürbiskernen, Leinsamen, Mohn, Sesam, Sojabohnen, Sonnenblumenkernen
> **Zink:** in Austern, Garnelen, Gerstenkorn, Gouda, Edamer, Haferflocken, Hummer, Kalbfleisch, Rindfleisch, Lammfleisch, Schweinefleisch, Weizenkeimen

Dabei gibt es neben den vier Mineralstoffen, die im Lebensmittel-IQ eine wesentliche Rolle spielen, noch weitere lebenswichtige Mineralstoffe, die zwar nicht mit in die Bewertung eingeflossen sind, hier aber nicht unerwähnt bleiben sollten:

> **Natrium:** Eine Unterversorgung mit Natrium gibt es bei uns nicht. Im Gegenteil: Durch den reichlichen Kochsalzverzehr nehmen wir oft mehr Natrium zu uns, als wir sollten. Gemeinsam mit Kalium ist dieser Mineralstoff an der Aufrechterhaltung der Druckverhältnisse der Körperflüssigkeiten beteiligt.

> **Kalium:** Der Kaliumgehalt spielt bei der Berechnung der Auswirkungen eines Lebensmittels auf den Säure-Basen-Haushalt eine wichtige Rolle, da die Basen in Lebensmitteln überwiegend in Form von Kaliumverbindungen vorkommen. Aus diesem Grund wird hier der Kaliumgehalt bei den Mineralien nicht gesondert bewertet.

> **Jod:** Dieser Mineralstoff ist oft zu spärlich in unserer Nahrung enthalten. Dabei ist er äußerst wichtig für die Bildung und Aktivierung der Vorstufen des Schilddrüsenhormons Thyroxin und damit für einen reibungslos funktionierenden Stoffwechsel. Insgesamt hat sich die Jodversorgung in den letzten Jahren durch die Verwendung von jodiertem Kochsalz erheblich verbessert. Der Jodgehalt einzelner Lebensmittel wurde deshalb nicht in die Bewertung einbezogen.

IQ 6: Säure-Basen-Balance

Alle Flüssigkeiten im Körper enthalten Säuren und Basen. Sie entstehen durch Nahrungs- und Genussmittel sowie durch Stoffwechselvorgänge in den Zellen. Natürlich sind Säuren in gewisser Hinsicht lebensnotwendig, allerdings müssen sie im richtigen Verhältnis zu den Basen stehen. Verschiedene Ausleitungsorgane wie Nieren, Leber oder Haut sind deshalb unentwegt damit beschäftigt, das empfindliche Gleichgewicht zwischen Säuren und Basen aufrechtzuerhalten.

Tatsache ist, dass der Körper am vitalsten und gesündesten ist, wenn er sich im neutralen oder schwach basischen Bereich befindet. Ausnahmen von der Regel bilden Organe wie der Magen, der sauer sein muss, um seine Verdauungsarbeit zu leisten, und die Haut, die einen Säureschutzmantel besitzt.

Übersäuerung macht krank

Ist die Säure-Basen-Balance gestört, so kommt es im Körper zu Fehlfunktionen und zu bestimmten Symptomen: Sie fühlen sich müde oder angespannt und sind nur wenig belastbar. Gelingt es dem Körper nicht, das Zuviel an Säuren im Körper auszugleichen, können Stoffwechselabläufe empfindlich gestört und der Austausch von wichtigen Nähr- und Wirkstoffen im Gewebe beeinträchtigt werden.

Bei einer Übersäuerung handelt es sich in der Regel um eine versteckte Störung, die oft lange unbemerkt bleibt. Fehlen dem Körper auf Dauer die notwendigen Mineralsalze durch eine zu basenarme Ernährung, kann Säure im Bindegewebe eingelagert werden und dort die Funktion beeinträchtigen.

Einige Wissenschaftler sind der Ansicht, dass eine chronische Übersäuerung die Entstehung und den Verlauf bestimmter stoffwechselbedingter Krankheiten fördern kann. Dazu gehören Osteoporose (Knochenschwund), chronische Rückenschmerzen, Fibromyalgie, rheumatische Beschwerden, Migräne, Gicht oder Nierensteine. Aber auch bei Neurodermitis, Magen-Darm-Erkrankungen, Herz-Kreislauf-Erkrankungen, Diabetes oder sogar Krebs kann eine Übersäuerung beteiligt sein.

WIE SCHMECKT BASISCH?

Zitronen schmecken zwar sauer, was an ihren organischen Säuren liegt, insbesondere Zitronen- und Ascorbinsäure (Vitamin C). Allerdings stecken in den sauren Früchten auch jede Menge gesunder Basen. Tatsächlich weisen die meisten sauer schmeckenden Lebensmittel, zum Beispiel auch Essig, einen Basenüberschuss auf.

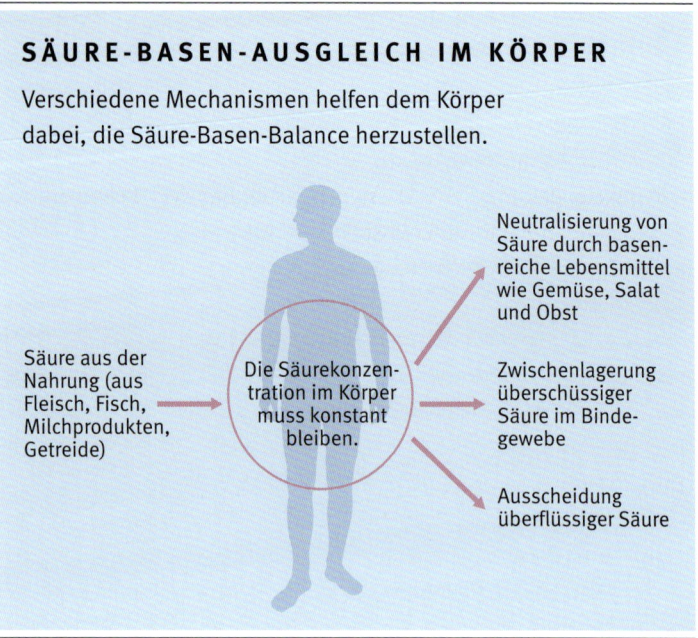

SÄURE-BASEN-AUSGLEICH IM KÖRPER

Verschiedene Mechanismen helfen dem Körper
dabei, die Säure-Basen-Balance herzustellen.

Neutralisierung von
Säure durch basen-
reiche Lebensmittel
wie Gemüse, Salat
und Obst

Säure aus der
Nahrung (aus
Fleisch, Fisch,
Milchprodukten,
Getreide)

Die Säurekonzen-
tration im Körper
muss konstant
bleiben.

Zwischenlagerung
überschüssiger
Säure im Binde-
gewebe

Ausscheidung
überflüssiger Säure

Was bedeutet der PRAL-Wert?

Sie können die Säure-Basen-Balance Ihres Körpers aktiv unterstützen, indem Sie bei Ihrer Ernährung auf eine ausreichende Ba-
senzufuhr achten. Reichlich basenreiche Lebensmittel helfen
Ihrem Körper, den Einfluss säurehaltiger Nahrung auszugleichen.
Denn schon ab dem 30. Lebensjahr nimmt die Fähigkeit der Nieren ab, einen Säureüberschuss auszuscheiden.

Allerdings gibt es bei der genauen Einteilung von Lebensmitteln
in sauer, neutral oder basisch in der Literatur etliche Widersprü-
che. Häufig wird schlicht nicht unterschieden, ob sich ein Lebensmittel sauer oder basisch auf den Stoffwechsel oder aber nur anre-
gend auf die Säurebildung im Magen auswirkt. Dort werden enor-
me Mengen an Säure hergestellt, die eine wichtige Voraussetzung
für eine gesunde Verdauung sind. Dabei spielen sie hinsichtlich
der Säure-Basen-Balance im Körper keine Rolle. Denn bei ihrer
Herstellung wird immer eine entsprechende Menge an Basen gebildet und ins Blut abgegeben. Gelangt die Magensäure dann in

TROCKENOBST
Obst gehört neben Gemüse
und Salat zu den wichtigsten Basenlieferanten. Der
Vorteil von Trockenfrüchten
ist dabei, dass sie noch
mehr Basen liefern als
Frischobst und somit einen
besonders positiven Effekt
auf den Säure-Basen-Haus-
halt haben.

den Darm, werden die vorher abgegebenen Basen wieder zur Neutralisierung der Säure verwendet. Für den Säure-Basen-Haushalt ist dieses System somit neutral.

Auf der Basis von Untersuchungen, insbesondere am Forschungsinstitut für Kinderernährung in Dortmund, wurde ein Modell entwickelt, das eine zuverlässige Beurteilung von Lebensmitteln mit folgenden Faktoren zulässt:

> Die Menge schwefelhaltiger Aminosäuren in einem Lebensmittel, bei deren Verstoffwechselung der Schwefel als saure Verbindung anfällt.

> Die Menge der Basenbildner (organische Anionen), die sich durch den Mineralstoffgehalt errechnen lässt. Denn Anionen kommen in Lebensmitteln immer in Kombination mit Mineralstoffen vor.

> Die Resorptionsquote der einzelnen Säure-Basen-relevanten Inhaltsstoffe im Darm. Sie berücksichtigt, dass die verschiedenen Bestandteile unterschiedlich stark aufgenommen werden.

Anhand dieser Faktoren lässt sich der sogenannte PRAL-Wert berechnen (engl. »Potential Renal Acid Load« = potenzielle Säurebelastung der Nieren). Bei der Angabe des PRAL-Wertes wird die Maßeinheit Milliäquivalent (mÄq) verwendet. Ein mÄq Base (-1mÄq) kann dabei ein mÄq Säure (+1mÄq) ausgleichen.

Für die Tabelle des Lebensmittel-IQs ist die Einteilung der Lebensmittel in sauer oder basisch ein weiterer wichtiger Faktor.

TIPP

Beim Verzehr von säurehaltigen Lebensmitteln wie Fleisch, Fisch, Milchprodukten und Getreide sollten Sie die Säurelast immer mit einer großen Portion Gemüse ausgleichen. Als Faustregel gilt: Zu 100 Gramm Fleisch sind 400 Gramm Gemüse ideal.

BASENREICHE LEBENSMITTEL

> **Basisch:** Gemüse, frisch oder in Tiefkühlqualität; Fruchtsäfte ohne Zuckerzusatz; Kaffee; Kartoffeln; bikarbonatreiches Mineralwasser; Obst wie Ananas, Apfel, Avocado, Banane, Birne, Brombeeren, Erdbeeren, Himbeeren, Melone, Kiwi, Kirschen, Mango, Nektarine, Zitrusfrüchte; Pilze; Salat.

> **Stark basisch:** Gewürze und Kräuter, frisch oder getrocknet; Kakao ohne Zucker; Pflaumen; Sojamehl und Sojabrot; Trockenobst wie Aprikosen, Datteln, Feigen, Rosinen; Zuckerrübensirup.

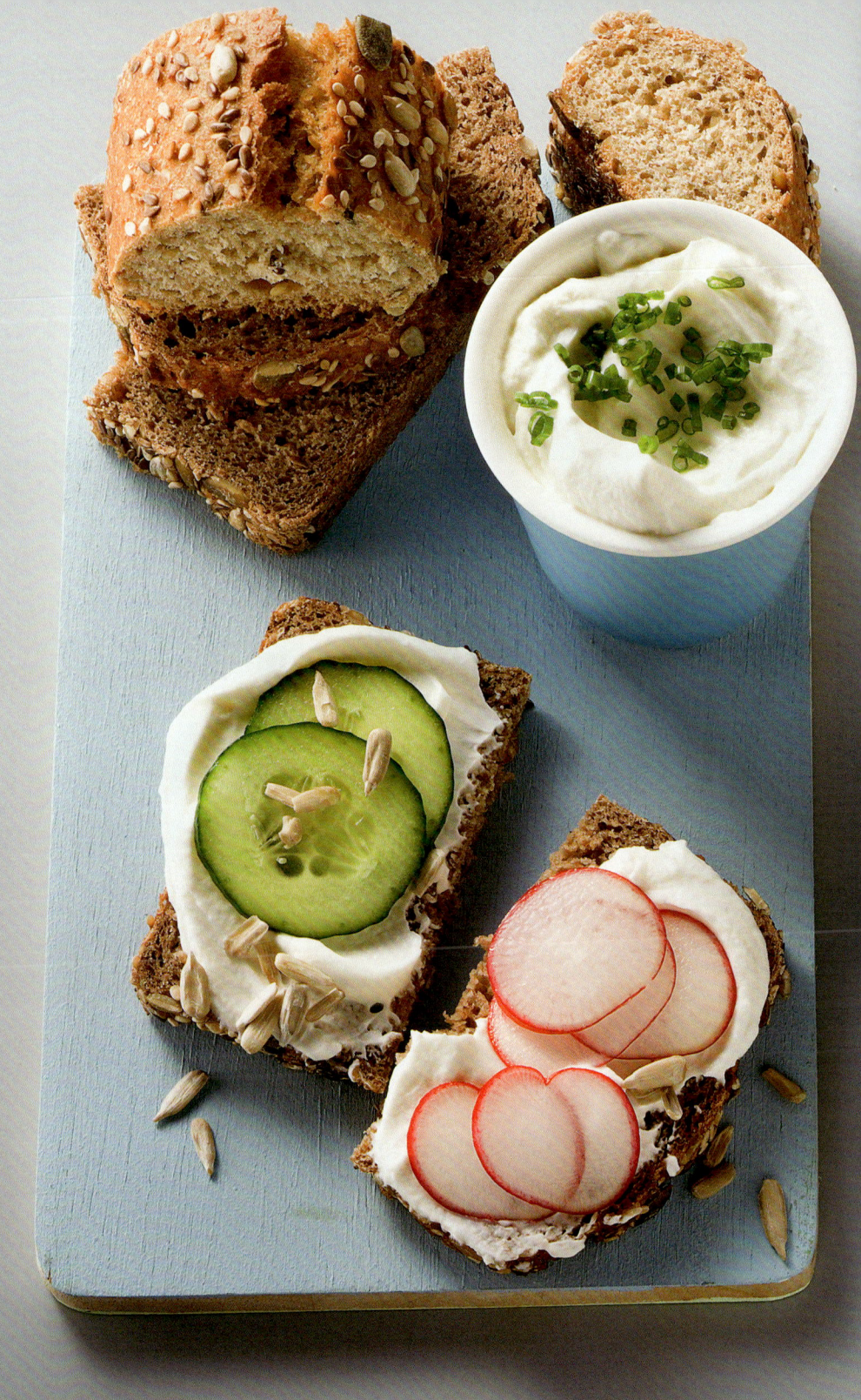

DIE BESTEN AUF EINEN BLICK

Welche Lebensmittel erhalten die Bestnoten für ihren Gehalt an Inhaltsstoffen? Hier finden Sie die Toplisten der intelligenten Lebensmittel.

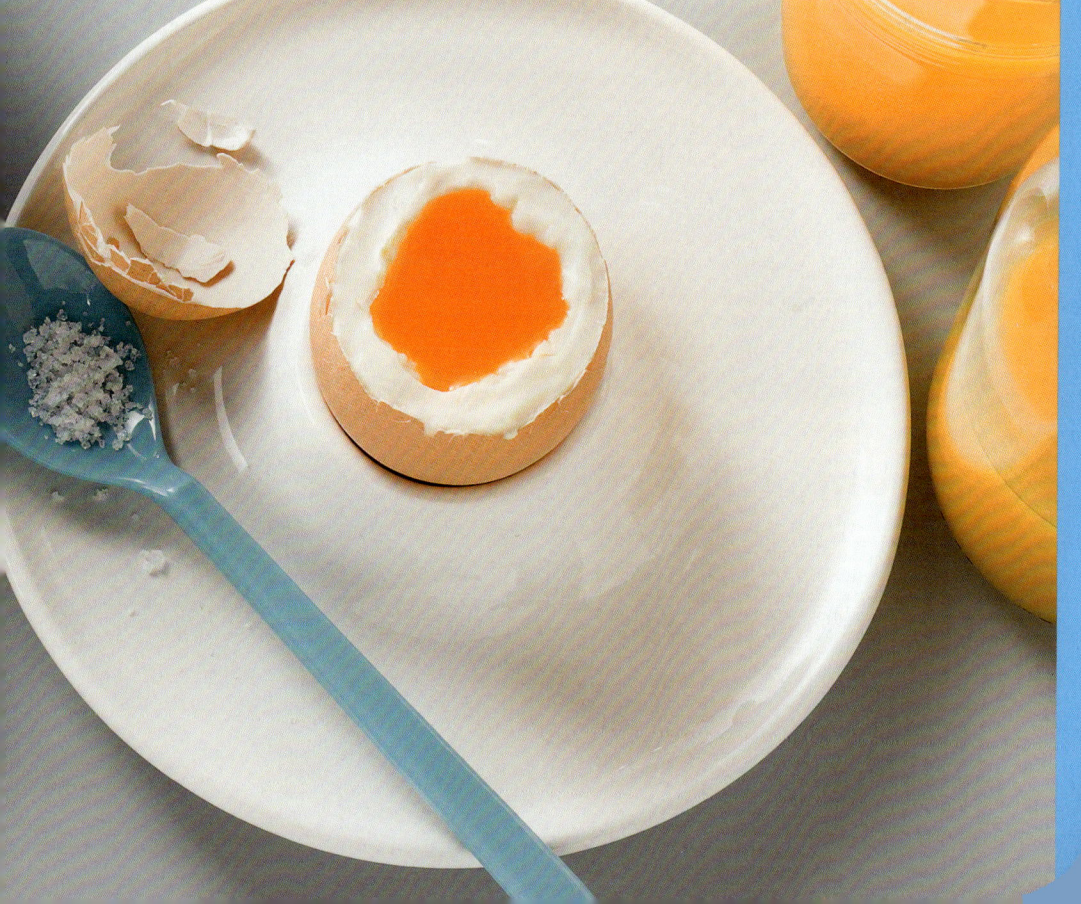

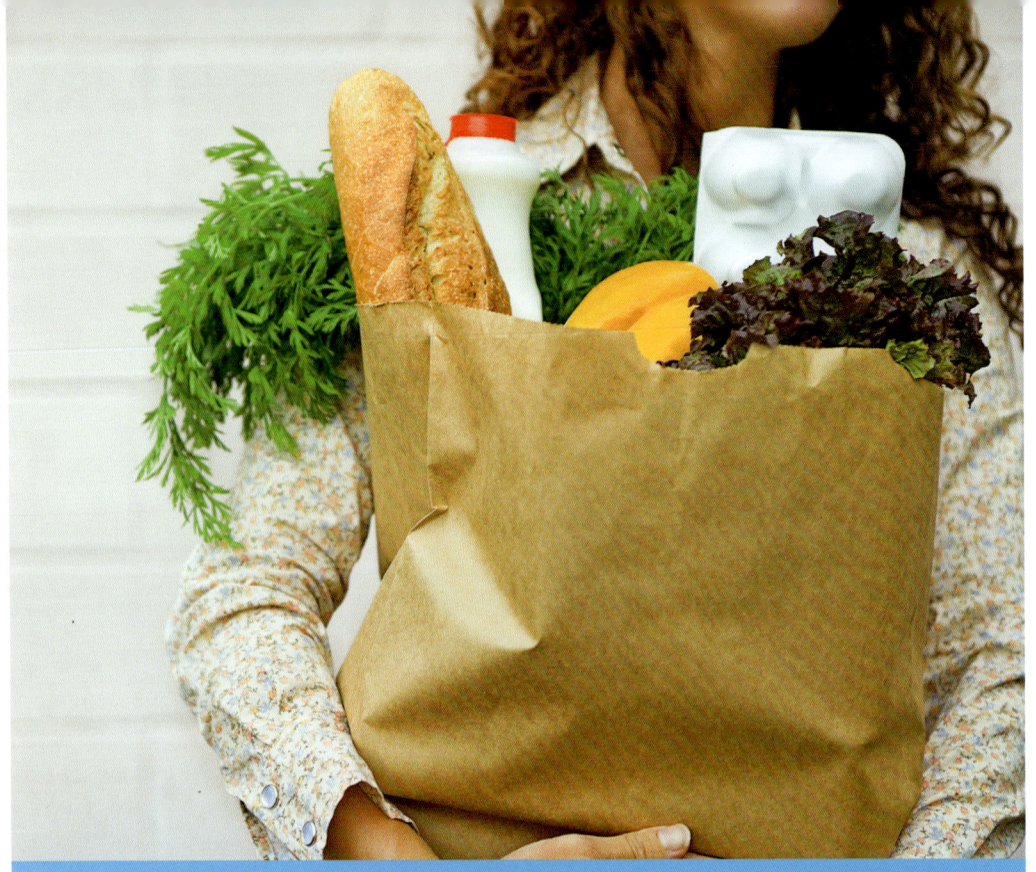

Intelligente Lebensmittel – was sie uns bieten

Sechs wertvolle Eigenschaften sind es, die die intelligenten Lebensmittel auszeichnen und sie zu starken Säulen unserer Gesundheit machen: ein niedriger glykämischer Index, reichlich Omega-3-Fettsäuren, ein hoher Vitamingehalt, ein großes antioxidatives Potenzial, ein hoher Mineralstoffgehalt sowie ein Basenüberschuss. In den Tabellen ab Seite 43 finden Sie die Lebensmittel entsprechend ihrer Rangfolge aufgelistet. Die Besten jeder Gruppe erscheinen dabei in den obersten Rängen.

Diese Rangordnung gilt allerdings immer nur für Lebensmittel innerhalb einer Gruppe. Denn zwischen Lebensmitteln verschiedener Gruppen sind direkte Vergleiche hinsichtlich des absoluten Gesundheitswertes nicht sinnvoll, da für die zugrunde gelegten Parameter nicht in allen Lebensmittelkategorien Werte vorhanden sind. Grundsätzlich kann man sagen: Alle Lebensmittel, die in den Tabellen erscheinen, sind intelligent und haben einen gewissen Gesundheitswert. Das gibt Ihnen die Möglichkeit, eine große Auswahl an Nahrungsmitteln aus verschiedenen Bereichen wie Obst, Gemüse, Getreide, Fleisch, Fisch und Milchprodukte clever miteinander zu kombinieren. Am besten kombinieren Sie Lebensmittel aus dem unteren Tabellenbereich jeweils mit Lebensmitteln aus dem oberen im Verhältnis von 1 zu 2.

Die Menge der einzelnen Inhaltsstoffe der Lebensmittel ist natürlichen Schwankungen unterworfen. Je nach Sorte, Frischegrad und Zubereitungsart kann sie variieren. Die Angaben in den Tabellen beruhen daher auf Durchschnittswerten.

Die wichtigsten Ernährungsregeln

Eine kluge Zusammenstellung von intelligenten Lebensmitteln hilft Ihnen, Ihre Leistungsfähigkeit zu steigern, damit Sie den täglichen Herausforderungen gewachsen sind und sich gesund und fit fühlen. Und nicht nur das: Eine schmackhafte und frische Zubereitung intelligenter Zutaten steigert auch den Genuss und damit die Lebensqualität. Nutzen Sie Ihre Mahlzeiten daher als genussvolle Pausen, um aufzutanken und sich wohlzufühlen. Beachten Sie auch die folgenden Regeln, die Ihnen als roter Faden in Ihrem Ernährungsalltag dienen können.

> **Abwechslungsreich essen:** Eine ausgewogene, gesunde Ernährung ist durch eine intelligente und abwechslungsreiche Auswahl an Lebensmitteln gekennzeichnet. Kombinieren Sie Ihrer Figur zuliebe auch nährstoffreiche und energiearme Lebensmittel in angemessener Menge miteinander.

> **Einmal täglich Getreide oder Kartoffeln:** Getreideprodukte wie Brot, Nudeln, Reis, am besten aus Vollkorn, sowie Kartoffeln sind die wichtigsten Energielieferanten. In Getreideprodukten

TIPP
Die besten Lebensmittel aus jeder Gruppe finden Sie auch im Folder am Ende dieses Buches aufgelistet. Sie können ihn heraustrennen und bequem zum Einkaufen mitnehmen. So behalten Sie den Überblick.

stecken jede Menge Kohlenhydrate. Dabei sind sie fettarm und enthalten viele Vitamine, Mineralstoffe und Spurenelemente sowie Ballaststoffe und sekundäre Pflanzenstoffe. Verzichten Sie möglichst auf Weißmehlprodukte, die viele Kalorien, aber nur wenige wertvolle Nährstoffe enthalten. Greifen Sie stattdessen so oft wie möglich zu Vollkornprodukten.

> **Täglich Obst und Gemüse:** Verzehren Sie täglich fünf Portionen Obst und Gemüse, möglichst frisch oder nur kurz gegart. Sie können eine Portion auch durch ein Glas Saft ersetzen. Obst und Gemüse sind reich an Vitaminen, Mineralstoffen, Ballaststoffen und sekundären Pflanzenstoffen. Lebensmittel aus dieser Produktgruppe sind grundsätzlich für jede Mahlzeit geeignet.

> **Fettmengen im Blick behalten:** Fette und Öle liefern lebensnotwendige (essenzielle) Fettsäuren. In der Regel enthalten fetthaltige Lebensmittel zusätzlich zu ihrem Fettanteil auch fettlösliche Vitamine. Da Fette und Öle jedoch sehr energiereich sind, sollten Sie darauf achten, pro Mahlzeit nicht mehr als etwa 20 bis 25 Gramm Fett zu sich zu nehmen. Achten Sie insbesondere auf die sogenannten versteckten Fette in Backwaren, Wurst und Milchprodukten, Fast Food und Fertiggerichten.

> **Tierisches in guter Qualität:** Fisch, Fleisch und Wurstwaren sowie Eier enthalten wertvolle Inhaltsstoffe, wie zum Beispiel Kalzium oder Jod und Omega-3-Fettsäuren. Fleisch ist wegen des hohen Gehalts an verfügbarem Eisen und an den Vitaminen B_1, B_6 und B_{12} vorteilhaft. Eine Menge von 300 bis 600 Gramm Fleisch und Wurst pro Woche reicht hierfür aus. Der Fettanteil von Fleisch, Fisch und Milchprodukten schwankt je nach Sorte, Art und Zubereitung erheblich. Achten Sie bei allen tierischen Produkten auf Bio-Qualität und auf artgerechte Tierhaltung beziehungsweise umweltschonenden Fischfang. So leisten Sie einen wichtigen Beitrag für die Umwelt und haben zugleich mehr Qualität und Geschmack auf dem Teller.

> **Vorsicht mit Zucker und Salz:** Verzehren Sie nur gelegentlich Zucker und zuckerhaltige Lebensmittel oder Getränke. Verwenden Sie nach Möglichkeit Salz, das mit Jod und Fluorid

TIPP

Essen Sie zwei- bis dreimal pro Woche Fisch, zum Beispiel eine kleine Portion (70 Gramm) fettreichen Seefisch wie Makrele und eine etwas größere Portion (80 bis 150 Gramm) fettarmen Fisch wie Kabeljau oder Seelachs.

angereichert ist. Generell gilt: Würzen Sie bevorzugt mit Kräutern und Gewürzen. Sie sorgen für Aromenreichtum und liefern reichlich intelligente Inhaltsstoffe.

> **Gerichte schonend zubereiten:** Garen Sie Ihre Speisen bei möglichst niedrigen Temperaturen und mit wenig Wasser und Fett. Das bewahrt den natürlichen Geschmack und schont die in den Zutaten enthaltenen Nährstoffe.

> **Zeit zum Genießen:** Bewusst zu essen trägt dazu bei, richtig zu essen. Und auch das Auge isst mit. Lassen Sie sich deswegen sowohl bei der Zubereitung Ihrer Mahlzeiten als auch beim Genießen Zeit. Kauen Sie jeden Bissen sorgfältig und spüren Sie dem Geschmack der verschiedenen Zutaten nach. Das entspannt und fördert das natürliche Sättigungsempfinden.

> **Genügend trinken:** Viel trinken ist gesund! Trinken Sie täglich etwa eineinhalb Liter Flüssigkeit, bei hohen Temperaturen oder nach großer Anstrengung entsprechend mehr. Wählen Sie dabei bevorzugt Wasser – egal ob mit oder ohne Kohlensäure – sowie Kräutertee oder grünen Tee. Auch Kaffee können Sie in Ihre Flüssigkeitsbilanz einrechnen. Meiden Sie stark zuckerhaltige, kalorienreiche Getränke oder genießen Sie diese zumindest in Maßen. Dazu zählen zum Beispiel Energy-Drinks, Cola-Getränke und Limonaden, aber auch unverdünnte Fruchtsäfte und -nektare. Alkoholische Getränke sollten Sie ebenfalls nur gelegentlich und in kleinen Mengen konsumieren, da sie den Wasserverlust beschleunigen und sich damit negativ in der Flüssigkeitsbilanz niederschlagen.

> **Bewegung tut gut:** Nicht zuletzt sollten Sie auch Bewegung und Aktivität im Alltag zum unverzichtbaren Ritual machen. Täglich 30 Minuten körperliche Bewegung oder Sport gelten als optimal. Das kann ein Spaziergang nach der Mittagspause sein oder eine kurze Radtour vor dem Abendessen zum Entspannen und zum Stressabbau. Die Kombination aus gesunder, abwechslungsreicher Ernährung und sportlicher Bewegung sorgen für das richtige Körpergewicht. Das erhöht die Lebensqualität und sorgt auf lange Sicht für Gesundheit und Wohlbefinden.

ÜBERHOLTER KAFFEE-MYTHOS

Lange Zeit nahm man an, dass Kaffee dem Körper Wasser entzieht und daher nicht als zugeführte Flüssigkeit gezählt werden darf. Diese These ist inzwischen widerlegt. Sie können Kaffee also ohne weiteres in Ihre tägliche Trinkmenge einbeziehen. Außerdem sind im Kaffee wichtige Antioxidanzien enthalten, die optimal verwertet werden, wenn Sie ihn mit etwas Zucker genießen.

Die Lebensmittel-IQ-Tabellen

In den folgenden Tabellen finden Sie die Lebensmittel nach IQ-Rangfolge sortiert. Vor allem die Lebensmittel in den oberen Tabellenbereichen sollten Sie so oft wie möglich in Ihren Speiseplan einbauen.

So behalten Sie die Übersicht

Bitte beachten Sie, dass die Rangfolgen innerhalb der Tabellen immer nach den exakten Werten der einzelnen Lebensmittel erstellt wurden. Der besseren Übersicht halber haben wir jedoch auf die Angaben der Zahlen verzichtet und stattdessen nur eine grobe Farbeinteilung in drei Stufen vorgenommen. Die unterschiedliche Farbschattierung des jeweiligen Parameters zeigt, wie hoch der Gehalt an wertvollen Inhaltsstoffen im Lebensmittel ist. Die jeweilige Bewertung bezieht sich dabei immer auf 100 Gramm des betreffenden Lebensmittels. Ein Feld ohne Farbangabe bedeutet, dass für den jeweiligen Parameter keine Daten verfügbar sind.

GI – Glykämischer Index
- Niedriger glykämischer Index
- Mittlerer glykämischer Index
- Hoher glykämischer Index

Omega-3-Fettsäuren
- Große Menge an Omega-3-Fettsäuren
- Mittlere Menge an Omega-3-Fettsäuren
- Geringe Menge oder keine Omega-3-Fettsäuren

Vitamine
- Hoher Vitamingehalt
- Mittlerer Vitamingehalt
- Niedriger oder kein Gehalt an Vitaminen

ORAC (antioxidative Kapazität)
- Viel wertvolles antioxidatives Potenzial
- Wertvolles antioxidatives Potenzial
- Wenig oder kein antioxidatives Potenzial

Mineralstoffe
- Hoher Mineralstoffgehalt
- Mittlerer Mineralstoffgehalt
- Niedriger oder kein Gehalt an Mineralstoffen

PRAL
(Wirkung auf den Säure-Basen-Haushalt)
- Basenüberschuss
- Für den Säure-Basen-Haushalt neutral
- Säureüberschuss

Obst

Beerenfrüchte sind die Sieger in dieser Gruppe – beinhalten diese kleinen
Früchtchen doch eine Menge an Antioxidanzien, wie man an den kräftigen
Rot- und Blautönen erkennen kann. In Sachen Säure-Basen-Balance sind
Sie mit Obst immer auf der sicheren Seite, da alle Obstsorten basenreich
sind. Eine lohnenswerte Entdeckung sind Wildfrüchte wie Hagebutten oder
Sanddornbeeren, denn sie liefern außergewöhnlich viel Vitamin C im Ver-
gleich zu den anderen Vertretern ihrer Gattung. Wildfrüchte können Sie zur
Saison frisch bei einem Waldspaziergang ernten. Verarbeitet als Saft, Mark
oder Fruchtaufstrich bekommen Sie die gesunden Produkte im Reformhaus
oder im Bio-Supermarkt. Wählen Sie am besten die zuckerarme Variante.
Aufgrund des hohen Wassergehalts finden Sie einige Obstsorten im unteren Teil der Tabelle. Um einen hohen Gesundheitseffekt zu erzielen, sollten
Sie von diesen Obstsorten eine größere Menge verzehren.

Rang	Obst	GI	Omega-3-Fettsäuren	Vitamine	ORAC	Mineralstoffe	PRAL
1	Holunderbeere	●	●	●	●	●	●
2	Johannisbeere, schwarz	●	●	●	●	●	●
3	Avocado	●	●	●	●	●	●
4	Brombeere	●	●	●	●	●	●
5	Hagebutte	●	●	●	●	●	●
6	Sanddornbeere	●	●	●	●	●	●
7	Himbeere	●	●	●	●	●	●
8	Dattel	●	●	●	●	●	●
9	Walderdbeere	●	●	●	●	●	●
10	Johannisbeere, rot	●	●	●	●	●	●
11	Guave	●	●	●	●	●	●
12	Erdbeere	●	●	●	●	●	●
13	Rhabarber	●	●	●	●	●	●
14	Kiwi	●	●	●	●	●	●
15	Zitrone	●	●	●	●	●	●

Rang	Obst	GI	Omega-3-Fettsäuren	Vitamine	ORAC	Mineralstoffe	PRAL
16	Heidelbeere	●	●	●	●	●	●
17	Johannisbeere, weiß	●	●	●	●	●	●
18	Sauerkirsche	●	●	●	●	●	●
19	Rosine	●	●	●	●	●	●
20	Feige	●	●	●	●	●	●
21	Passionsfrucht (Maracuja)	●	●	●	●	●	●
22	Stachelbeere	●	●	●	●	●	●
23	Banane	●	●	●	●	●	●
24	Reineclaude	●	●	●	●	●	●
25	Süßkirsche	●	●	●	●	●	●
26	Pflaume	●	●	●	●	●	●
27	Mango	●	●	●	●	●	●
28	Granatapfel	●	●	●	●	●	●
29	Mirabelle	●	●	●	●	●	●
30	Preiselbeere (Kronsbeere)	●	●	●	●	●	●
31	Aprikose	●	●	●	●	●	●
32	Papaya	●	●	●	●	●	●
33	Limette	●	●	●	●	●	●
34	Mandarine	●	●	●	●	●	●
35	Orange (Apfelsine)	●	●	●	●	●	●
36	Quitte	●	●	●	●	●	●
37	Grapefruit	●	●	●	●	●	●
38	Apfel	●	●	●	●	●	●
39	Ananas	●	●	●	●	●	●
40	Birne	●	●	●	●	●	●
41	Weintraube, rot	●	●	●	●	●	●
42	Weintraube, weiß	●	●	●	●	●	●
43	Pfirsich	●	●	●	●	●	●
44	Nektarine	●	●	●	●	●	●

Gemüse

Frisches, nicht von Pflanzenschutzmitteln belastetes Gemüse liefert nicht
nur viele wertvolle Inhaltsstoffe. Alle Gemüsesorten sind zudem wichtige
Basenspender. Kaum eine Produktgruppe ist so vielfältig im Aussehen und
Geschmack sowie in der Art der Zubereitung wie Gemüse. Verfeinert mit
Kräutern und Gewürzen können Sie daraus wohlschmeckende Hauptgerich-
te und feine Beilagen zaubern.

Rang	Gemüse	GI	Omega-3-Fettsäuren	Vitamine	ORAC	Mineralstoffe	PRAL
1	Spinat	●	●	●	●	●	●
2	Rucola	●	●	●	●	●	●
3	Grünkohl	●	●	●	●	●	●
4	Kresse (Gartenkresse)	●	●	●	●	●	●
5	Mangold	●	●	●	●	●	●
6	Meerrettich	●	●	●	●	●	●
7	Feldsalat (Rapunzel)	●	●	●	●	●	●
8	Broccoli	●	●	●	●	●	●
9	Rosenkohl	●	●	●	●	●	●
10	Fenchel	●	●	●	●	●	●
11	Radicchio	●	●	●	●	●	●
12	Schwarzwurzel	●	●	●	●	●	●
13	Wirsingkohl	●	●	●	●	●	●
14	Olive, schwarz	●	●	●	●	●	●
15	Artischocke	●	●	●	●	●	●
16	Olive, grün	●	●	●	●	●	●
17	Rotkohl	●	●	●	●	●	●
18	Kopfsalat	●	●	●	●	●	●
19	Blumenkohl	●	●	●	●	●	●
20	Romanosalat	●	●	●	●	●	●
21	Porree	●	●	●	●	●	●
22	Sauerkraut	●	●	●	●	●	●

Rang	Gemüse	GI	Omega-3-Fettsäuren	Vitamine	ORAC	Mineralstoffe	PRAL
23	Knoblauch	●	●	●	●	●	●
24	Topinambur	●	●	●	●	●	●
25	Radieschen	●	●	●	●	●	●
26	Bohne, grün	●	●	●	●	●	●
27	Batate (Süßkartoffel)	●	●	●	●	●	●
28	Endivie (Escariol)	●	●	●	●	●	●
29	Rettich, rot	●	●	●	●	●	●
30	Spargel, weiß	●	●	●	●	●	●
31	Rote Rübe	●	●	●	●	●	●
32	Kohlrabi	●	●	●	●	●	●
33	Weißkohl	●	●	●	●	●	●
34	Zucchini	●	●	●	●	●	●
35	Sellerie	●	●	●	●	●	●
36	Gemüsepaprika, rot	●	●	●	●	●	●
37	Chinakohl	●	●	●	●	●	●
38	Möhre	●	●	●	●	●	●
39	Rettich, weiß	●	●	●	●	●	●
40	Zuckererbse	●	●	●	●	●	●
41	Kartoffel, ungeschält	●	●	●	●	●	●
42	Chicoree	●	●	●	●	●	●
43	Eisbergsalat	●	●	●	●	●	●
44	Kürbis	●	●	●	●	●	●
45	Gemüsepaprika, grün	●	●	●	●	●	●
46	Kohlrübe	●	●	●	●	●	●
47	Zwiebel	●	●	●	●	●	●
48	Zuckermais	●	●	●	●	●	●
49	Aubergine	●	●	●	●	●	●
50	Tomate	●	●	●	●	●	●
51	Gurke	●	●	●	●	●	●

Hülsenfrüchte, Pilze und Sprossen

Hülsenfrüchte und Sojaprodukte sind in jedem gut sortierten Supermarkt zu finden. Sie enthalten neben vielen Vitaminen und Mineralstoffen, deren Bedarf häufig nur mangelhaft gedeckt wird (etwa Vitamin B_1 und B_2, Folsäure und Eisen) auch Omega-3-Fettsäuren. Darüber hinaus haben Hülsenfrüchte einen niedrigen glykämischen Index; einige liefern zudem reichlich Basen. Auch Pilze haben einen niedrigen GI und liefern viele Ballaststoffe, ebenso wie Basen. Außerdem sind sie reich an den Vitaminen D, B_2 und Folsäure sowie an Eisen.

Rang	Hülsenfrüchte, Pilze und Sprossen	GI	Omega-3-Fettsäuren	Vitamine	ORAC	Mineralstoffe	PRAL
1	Sojabohne, reif	●	●	●	●	●	●
2	Bohne, weiß	●	●	●	●	●	●
3	Kidneybohne	●	●	●	●	●	●
4	Sojamilch, flüssig	●	●	●	●	●	●
5	Limabohne, reif	●	●	●	●	●	●
6	Linse, reif	●	●	●	●	●	●
7	Champignon	●	●	●	●	●	●
8	Pfifferling	●	●	●	●	●	●
9	Trüffel	●	●	●	●	●	●
10	Tempeh	●	●	●	●	●	●
11	Birkenpilz	●	●	●	●	●	●
12	Steinpilz	●	●	●	●	●	●
13	Rotkappe	●	●	●	●	●	●
14	Sojasprosse	●	●	●	●	●	●
15	Bohne, dick (Saubohne), reif	●	●	●	●	●	●
16	Hallimasch	●	●	●	●	●	●
17	Morchel	●	●	●	●	●	●
18	Butterpilz	●	●	●	●	●	●

Rang	Hülsenfrüchte, Pilze und Sprossen	GI	Omega-3-Fettsäuren	Vitamine	ORAC	Mineralstoffe	PRAL
19	Kichererbse, reif	●	●	●	●	●	●
20	Edelreizker	●	●	●	●	●	●
21	Bohnensprosse	●	●	●	●	●	●
22	Erbse, reif	●	●	●	●	●	●
23	Tofu	●	●	●	●	●	●
24	Bambussprosse	●	●	●	●	●	●
25	Shiitakepilz	●	●	●	●	●	●
26	Erbse, grün	●	●	●	●	●	●
27	Mungobohnensprosse	●	●	●	●	●	●

Getreide und Getreideprodukte

Getreide und Getreideprodukte haben einen mittleren bis hohen glykämischen Index sowie eine hohe Säurelast. Dafür enthalten die Getreidekörner reichlich Mineralstoffe und Vitamine, bei denen oft eine Mangelversorgung besteht. Beispielsweise enthalten Hirse, Hafer und Roggen viel Eisen. Weizen, Reis und Hirse sind reich an Magnesium und Hafer hat einen hohen Gehalt an Vitamin B_1. Quinoa liefert als einziges Getreide einen sehr hohen Gehalt an allen vier Mineralstoffen Eisen, Zink, Kalzium und Magnesium, für die eine Unterversorgung besteht.

Rang	Getreide und Getreideprodukte	GI	Omega-3-Fettsäuren	Vitamine	ORAC	Mineralstoffe	PRAL
1	Quinoa	●	●	●	●	●	●
2	Buchweizenvollkornmehl	●	●	●	●	●	●
3	Vollkornteigwaren mit Soja	●	●	●	●	●	●

Rang	Getreide und Getreideprodukte	GI	Omega-3-Fettsäuren	Vitamine	ORAC	Mineralstoffe	PRAL
4	Roggenvollkornmehl	🟢	🟢	🟢	🟢	🟢	🟡
5	Gerste	🟢	🟢	🟢	🟢	🟢	🟡
6	Hirse	🟡	🟢	🟢	🟢	🟢	🟢
7	Amaranth	🟢	🟡	🟢	🟢	🟢	🟡
8	Haferflocken	🟢	🟢	🟢	🟢	🟢	🟡
9	Roggenflocken	🟡	🟢	🟢	🟢	🟢	🟡
10	Vollkornbrot	🟢	🟢	🟢	🟢	🟢	🟡
11	Grünkern- (Dinkel-) Mehl	🟢	🟢	🟢	🟢	🟢	🟡
12	Weizenvollkornmehl	🟢	🟢	🟢	🟡	🟢	🟡
13	Knäckebrot	🟢	🟢	🟢	🟢	🟢	🟡
14	Vollkornteigwaren, ohne Ei	🟢	🟢	🟢	🟢	🟢	🟡
15	Roggenmehl, Type 815	🟡	🟢	🟢	🟢	🟢	🟡
16	Weizenflocken	🟡	🟢	🟢	🟢	🟢	🟡
17	Cornflakes	🟡	🟢	🟡	🟢	🟡	🟡
18	Reis, ungeschält	🟢	🟡	🟢	🟡	🟢	🟡
19	Puffmais	🟡	🟢	🟢	🟢	🟢	🟡
20	Eierteigwaren	🟡	🟢	🟡	🟡	🟢	🟢
21	Weizenmehl, Type 1050	🟡	🟢	🟢	🟡	🟢	🟡
22	Weizengrießmehl	🟡	🟡	🟡	🟡	🟢	🟢
23	Teigwaren aus Hartgrieß	🟡	🟡	🟡	🟡	🟢	🟢
24	Reis, geschält	🟡	🟡	🟡	🟡	🟢	🟢
25	Weißbrot	🟢	🟡	🟢	🟡	🟢	🟡
26	Weizenmehl, Type 550	🟡	🟡	🟢	🟡	🟢	🟡
27	Weizenmehl, Type 405	🟡	🟡	🟡	🟡	🟢	🟡

Milch, Milchprodukte und Käse

Käse ist eine gute Quelle für Mineralstoffe und Vitamine und hat, da er kaum Kohlenhydrate enthält, auch einen niedrigen GI. Werte zur antioxidativen Kapazität sind für diese Lebensmittelkategorie leider nicht verfügbar. Die vor allem in Käse enthaltene Säurelast können Sie mit gleichzeitigem Verzehr von reichlich Obst oder Gemüse ausgleichen. Um den Gesundheitswert von 100 Gramm Käse zu erreichen, müssen Sie etwa einen halben Liter Molke trinken.

Rang	Milch, Milchprodukte und Käse	GI	Omega-3-Fettsäuren	Vitamine	ORAC	Mineralstoffe	PRAL
1	Bergkäse, Rahmstufe	●	●	●	–	●	●
2	Münsterkäse, Rahmstufe	●	●	●	–	●	●
3	Roquefort	●	●	●	–	●	●
4	Tilsiter	●	●	●	–	●	●
5	Parmesan	●	●	●	–	●	●
6	Gouda	●	●	●	–	●	●
7	Schafskäse	●	●	●	–	●	●
8	Hartkäse, Vollfettstufe	●	●	●	–	●	●
9	Emmentaler	●	●	●	–	●	●
10	Raclette, Rahmstufe	●	●	●	–	●	●
11	Romadur, Vollfettstufe	●	●	●	–	●	●
12	Edamer	●	●	●	–	●	●
13	Weichkäse, Vollfettstufe	●	●	●	–	●	●
14	Butterkäse, Vollfettstufe	●	●	●	–	●	●
15	Camembert, Vollfettstufe	●	●	●	–	●	●

Rang	Milch, Milchprodukte und Käse	GI	Omega-3-Fettsäuren	Vitamine	ORAC	Mineralstoffe	PRAL
16	Crème fraîche/ Schmand, 40 % Fett	●	●	●	–	●	●
17	Brie, Vollfettstufe	●	●	●	–	●	●
18	Frischkäse, Doppelrahmstufe	●	●	●	–	●	●
19	Limburger, Vollfettstufe	●	●	●	–	●	●
20	Schlagsahne, 30 % Fett	●	●	●	–	●	●
21	Mozzarella	●	●	●	–	●	●
22	Saure Sahne, 10 % Fett	●	●	●	–	●	●
23	Ricotta, Vollfettstufe	●	●	●	–	●	●
24	Ziegenmilch	●	●	●	–	●	●
25	Quark, Vollfettstufe	●	●	●	–	●	●
26	Schichtkäse, Vollfettstufe	●	●	●	–	●	●
27	Joghurt, vollfett	●	●	●	–	●	●
28	Hüttenkäse	●	●	●	–	●	●
29	Kefir	●	●	●	–	●	●
30	Kuhmilch (Trinkmilch), vollfett	●	●	●	–	●	●
31	Quark, Magerstufe	●	●	●	–	●	●
32	Buttermilch	●	●	●	–	●	●
33	Ziegenkäse	●	●	●	–	●	●
34	Kuhmilch (Trinkmilch), fettarm	●	●	●	–	●	●
35	Joghurt, entrahmt	●	●	●	–	●	●
36	Dickmilch	●	●	●	–	●	●
37	Sauermilchkäse	●	●	●	–	●	●
38	Molke	●	●	●	–	●	●

Ei und Wurstwaren

Das Hühnerei steht nicht ohne Grund ganz oben auf der Liste dieser Lebensmittelkategorie. Denn sowohl Eigelb als auch Eiklar liefern hochwertiges Eiweiß. An Mineralstoffen enthalten Eier besonders viel Eisen und Zink sowie die Vitamine B_2 und B_{12}, E, K und Folsäure. Die Vitalstoffe bleiben auch nach dem Kochen weitgehend erhalten. Auch Wurstwaren enthalten hochwertiges Eiweiß, gut verwertbares Eisen und Zink sowie B-Vitamine. Außerdem haben sie einen niedrigen glykämischen Index. Die hohe Säurelast können Sie mit Gemüse oder Salat ausgleichen.

Auch für diese Tabelle sind – ebenso wie für Milchprodukte, Fleisch, Fisch und Meerestiere – keine Werte zur antioxidativen Kapazität verfügbar. Generell ist in Eiern, Fleisch- und Wurstwaren die antioxidative Kapazität gering.

Rang	Ei und Wurstwaren	GI	Omega-3-Fettsäuren	Vitamine	ORAC	Mineralstoffe	PRAL
1	Hühnerei, Eigelb	●	●	●	–	●	●
2	Hühnerei, Vollei	●	●	●	–	●	●
3	Salami	●	●	●	–	●	●
4	Leberwurst, fein	●	●	●	–	●	●
5	Putenbrust	●	●	●	–	●	●
6	Lyoner Wurst	●	●	●	–	●	●
7	Teewurst	●	●	●	–	●	●
8	Leberkäse	●	●	●	–	●	●
9	Fleischwurst	●	●	●	–	●	●
10	Wiener	●	●	●	–	●	●
11	Geflügelmortadella	●	●	●	–	●	●
12	Blutwurst	●	●	●	–	●	●
13	Schinkenwurst	●	●	●	–	●	●
14	Schinken (Schwein), roh, geräuchert (Lachsschinken)	●	●	●	–	●	●

Rang	Ei und Wurstwaren	GI	Omega-3-Fettsäuren	Vitamine	ORAC	Mineralstoffe	PRAL
15	Bierschinken, Schinkenpastete	●	●	●	–	●	●
16	Gelbwurst	●	●	●	–	●	●
17	Schinkenspeck (Schwein), roh, geräuchert	●	●	●	–	●	●
18	Hühnerei, Eiweiß	●	●	●	–	●	●
19	Bockwurst	●	●	●	–	●	●
20	Schinken (Schwein), gekocht/geräuchert	●	●	●	–	●	●

Fleisch und Geflügel

Fleisch und Geflügel liefern reichlich Nährstoffe, die sonst oft nicht ausreichend zugeführt werden, wie B-Vitamine, Eisen und Zink. Fleisch aus artge-
rechter Haltung liefert zudem wertvolle Omega-3-Fettsäuren (siehe Seite
23). Die meisten wertvollen Inhaltsstoffe, vor allem unentbehrliche Fettsäuren in Geflügelfleisch, stecken in und direkt unter der Haut. Auch Innereien sind besonders reich an Vitalstoffen, für die oft eine Mangelversorgung besteht. Sie enthalten im Vergleich zu Muskelfleisch leider oft größere Mengen an Schadstoffen, zum Beispiel Schwermetalle. Achten Sie hier
vor allem auf artgerechte Züchtung und (Bio-) Haltung.

Rang	Fleisch und Geflügel	GI	Omega-3-Fettsäuren	Vitamine	ORAC	Mineralstoffe	PRAL
1	Putenschenkel	●	●	●	–	●	●
2	Kalbsleber	●	●	●	–	●	●
3	Lammkotelett	●	●	●	–	●	●
4	Kalbsbraten	●	●	●	–	●	●
5	Kalbsniere	●	●	●	–	●	●
6	Kaninchenfleisch	●	●	●	–	●	●

Rang	Fleisch und Geflügel	GI	Omega-3-Fettsäuren	Vitamine	ORAC	Mineralstoffe	PRAL
7	Kalbsfilet (Lende)	●	●	●	–	●	●
8	Brathähnchenschenkel	●	●	●	–	●	●
9	Schweinehackfleisch	●	●	●	–	●	●
10	Schweinekotelett	●	●	●	–	●	●
11	Schweineschnitzel	●	●	●	–	●	●
12	Gemischtes Hackfleisch (Schwein/Rind)	●	●	●	–	●	●
13	Rinderhackfleisch	●	●	●	–	●	●
14	Kalbsschnitzel	●	●	●	–	●	●
15	Lammfilet	●	●	●	–	●	●
16	Hasenfleisch	●	●	●	–	●	●
17	Rinderfilet	●	●	●	–	●	●
18	Rehfleisch	●	●	●	–	●	●
19	Schweinebraten	●	●	●	–	●	●
20	Schweinefilet	●	●	●	–	●	●
21	Putenbrust	●	●	●	–	●	●
22	Rindergulasch	●	●	●	–	●	●
23	Rinderbraten	●	●	●	–	●	●
24	Rindersteak	●	●	●	–	●	●
25	Gänsefleisch	●	●	●	–	●	●
26	Putenflügel	●	●	●	–	●	●
27	Entenfleisch	●	●	●	–	●	●
28	Hirschfleisch	●	●	●	–	●	●
29	Brathähnchenflügel	●	●	●	–	●	●
30	Hähnchenbrustfilet	●	●	●	–	●	●

Fisch

Fisch enthält die lebensnotwendigen ungesättigten Omega-3-Fettsäuren. Daher sollte er regelmäßig, möglichst ein- bis zweimal pro Woche, auf dem Speiseplan stehen. Insbesondere Fettfische wie Hering, Thunfisch, Lachs und Makrele versorgen Sie mit den besonders günstigen Omega-3-Fettsäuren Eicosapentaensäure und Docosahexaensäure (siehe Seite 23). Wie bei Fleisch und Wurstwaren ist auch bei Fischen und Meerestieren der glykämische Index niedrig, da diese Lebensmittel nur geringe Mengen an Kohlenhydraten enthalten. Der hohe Proteingehalt in Fisch sorgt allerdings ebenso wie beim Fleisch für einen Säureüberschuss im Körper. Gleichen Sie diesen mit einer großen Portion Gemüse als Beilage aus.

Rang	Fisch	GI	Omega-3-Fettsäuren	Vitamine	ORAC	Mineralstoffe	PRAL
1	Hering	●	●	●	–	●	●
2	Thunfisch	●	●	●	–	●	●
3	Seehecht	●	●	●	–	●	●
4	Wels	●	●	●	–	●	●
5	Renke	●	●	●	–	●	●
6	Lachs	●	●	●	–	●	●
7	Sardine	●	●	●	–	●	●
8	Scholle	●	●	●	–	●	●
9	Karpfen	●	●	●	–	●	●
10	Schleie	●	●	●	–	●	●
11	Rotbarsch	●	●	●	–	●	●
12	Makrele	●	●	●	–	●	●
13	Zander	●	●	●	–	●	●
14	Aal	●	●	●	–	●	●
15	Forelle	●	●	●	–	●	●
16	Bachsaibling	●	●	●	–	●	●
17	Barsch	●	●	●	–	●	●
18	Katfisch (Steinbeißer)	●	●	●	–	●	●
19	Seezunge	●	●	●	–	●	●
20	Kabeljau	●	●	●	–	●	●
21	Leng	●	●	●	–	●	●
22	Schellfisch	●	●	●	–	●	●

Rang	Fisch	GI	Omega-3-Fettsäuren	Vitamine	ORAC	Mineralstoffe	PRAL
23	Seeteufel	●	●	●	–	●	●
24	Köhler	●	●	●	–	●	●
25	Heilbutt	●	●	●	–	●	●
26	Hecht	●	●	●	–	●	●
27	Dornhai	●	●	●	–	●	●
28	Schwertfisch	●	●	●	–	●	●

Meerestiere

In Meerestieren wie Muscheln, Krustentieren, Tintenfischen und Algen stecken viele wertvolle Vitamine und Mineralstoffe sowie wichtige Omega-3-Fettsäuren. Meerestiere sind hervorragende Quellen für Vitamin B_{12} und Mineralstoffe wie Eisen, Zink, Magnesium und Kalzium. Auch hier gilt wie bei allen säuernden Lebensmitteln: Kombinieren Sie mit basenreichen Nahrungsmitteln, wie zum Beispiel reichlich Gemüsebeilagen, und verzichten Sie auf säureliefernde Kohlenhydrat-Beilagen wie Nudeln oder Reis.

Rang	Meerestiere	GI	Omega-3-Fettsäuren	Vitamine	ORAC	Mineralstoffe	PRAL
1	Algen	●	●	●	–	●	●
2	Auster	●	●	●	–	●	●
3	Miesmuschel	●	●	●	–	●	●
4	Tintenfisch	●	●	●	–	●	●
5	Krabben (Shrimps)	●	●	●	–	●	●
6	Jakobsmuschel	●	●	●	–	●	●
7	Venusmuschel	●	●	●	–	●	●
8	Kaviar, echt	●	●	●	–	●	●
9	Garnele	●	●	●	–	●	●
10	Languste	●	●	●	–	●	●
11	Hummer	●	●	●	–	●	●
12	Flusskrebs	●	●	●	–	●	●

Frische Kräuter und Gewürze

Kräuter und Gewürze enthalten ein besonders hohes antioxidatives Potenzial und sind gute Quellen für Mineralstoffe und Basen. Frische Kräuter versorgen den Organismus auch hervorragend mit Vitaminen und Omega-3-Fettsäuren. Gewöhnen Sie sich daher an, Ihre Gerichte mit reichlich Kräutern zu verfeinern. So können Sie von dem positiven Gesundheitswert profitieren.

Rang	Frische Kräuter	GI	Omega-3-Fettsäuren	Vitamine	ORAC	Mineralstoffe	PRAL
1	Petersilie	●	●	●	●	●	●
2	Dill	●	●	●	●	●	●
3	Basilikum	●	●	●	●	●	●
4	Thymian	●	●	●	●	●	●
5	Oregano (Wilder Majoran)	●	●	●	●	●	●
6	Salbei	●	●	●	●	●	●
7	Rosmarin	●	●	●	●	●	●
8	Majoran	●	●	●	●	●	●
9	Estragon	●	●	●	●	●	●
10	Bohnenkraut	●	●	●	●	●	●
11	Pfefferminze	●	●	●	●	●	●
12	Schnittlauch	●	●	●	●	●	●
13	Koriandergrün	●	●	●	●	●	●

Rang	Gewürze	GI	Omega-3-Fettsäuren	Vitamine	ORAC	Mineralstoffe	PRAL
1	Currypulver	●	●	●	●	●	●
2	Paprikapulver	●	●	●	●	●	●
3	Kreuzkümmel	●	●	●	●	●	●
4	Chili (Cayennepfeffer)	●	●	●	●	●	●
5	Gewürznelken	●	●	●	●	●	●

Rang	Gewürze	GI	Omega-3-Fettsäuren	Vitamine	ORAC	Mineralstoffe	PRAL
6	Zimt	●	●	●	●	●	●
7	Wacholderbeere	●	●	●	●	●	●
8	Pfeffer, schwarz	●	●	●	●	●	●
9	Kümmel	●	●	●	●	●	●
10	Kapern	●	●	●	●	●	●
11	Ingwerpulver	●	●	●	●	●	●
12	Senf	●	●	●	●	●	●
13	Vanilleschote	●	●	●	●	●	●
14	Muskatnuss	●	●	●	●	●	●
15	Pfeffer, weiß	●	●	●	●	●	●
16	Pfeffer, grün	●	●	●	●	●	●
17	Essig	●	●	●	●	●	●

Fette und Öle

Omega-3-Fettsäuren spielen bei Fetten und Ölen eine herausragende Rolle und erscheinen daher in der folgenden Tabelle als einziger Parameter. Denn würde man auch die anderen Parameter heranziehen, so würde dies zu einer veränderten Rangfolge mit einer falschen Gewichtung führen. Margarine wird in der Regel aus pflanzlichen Ölen oder Fetten und Wasser hergestellt. Die Bewertung in der Tabelle bezieht sich auf einen Fettanteil mit 30 bis 50 Prozent Linolsäure (Omega-6-Fettsäure) und ohne Transfette. In manchen Margarinen und Hartfetten (wie Kokosfett und Palmfett) sind dagegen Transfettsäuren enthalten (siehe Seite 21). Diese sind gesundheitsschädlich und erscheinen daher nicht in der Tabelle.

Rang	Fette und Öle	Omega-3-Fettsäuren	Rang	Fette und Öle	Omega-3-Fettsäuren
1	Leinöl	●	4	Sojaöl	●
2	Walnussöl	●	5	Weizenkeimöl	●
3	Rapsöl	●	6	Margarine	●

Rang	Fette und Öle	Omega-3-Fettsäuren	Rang	Fette und Öle	Omega-3-Fettsäuren
7	Butterschmalz	●	14	Olivenöl	●
8	Butter	●	15	Kürbiskernöl	●
9	Gänsefett/ Gänseschmalz	●	16	Traubenkernöl	●
10	Sesamöl	●	17	Sonnen- blumenöl	●
11	Maiskeimöl	●	18	Distelöl (Safloröl)	●
12	Schweine- schmalz/ Schweinefett	●	19	Erdnussbutter/ Erdnussmus	●
13	Erdnussöl	●	20	Haselnussöl	●

Nüsse und Samen

Nüsse und Samen liefern hauptsächlich wertvolle Mineralstoffe und lebensnotwendige Fettsäuren. Die kleinen Kraftpakete speichern auf kleinstem Raum viele Nährstoffe und sollten daher täglich auf dem Speiseplan stehen – es reicht bereits eine Handvoll Nüsse am Tag.

Rang	Nüsse und Samen	GI	Omega-3-Fettsäuren	Vitamine	ORAC	Mineralstoffe	PRAL
1	Mohn	●	●	●	●	●	●
2	Sesam	●	●	●	●	●	●
3	Pistazie	●	●	●	●	●	●
4	Mandel, süß	●	●	●	●	●	●
5	Pecannuss	●	●	●	●	●	●
6	Erdnuss	●	●	●	●	●	●
7	Pinienkern	●	●	●	●	●	●
8	Leinsamen	●	●	●	●	●	●
9	Haselnuss	●	●	●	●	●	●
10	Sonnenblumenkern	●	●	●	–	●	●
11	Walnuss	●	●	●	●	●	●

Rang	Nüsse und Samen	GI	Omega-3-Fettsäuren	Vitamine	ORAC	Mineralstoffe	PRAL
12	Macadamianuss	●	●	●	●	●	●
13	Cashewnuss	●	●	●	●	●	●
14	Kürbiskern	●	●	●	–	●	●
15	Paranuss	●	●	●	●	●	●
16	Edelkastanie (Marone)	●	●	●	–	●	●
17	Kokosmilch	●	●	●	–	●	●
18	Kokosnuss	●	●	●	–	●	●

Schokolade und Zucker

Aufgrund ihres hohen Fett- und Zuckergehalts sollten Schokolade und Süßigkeiten nicht täglich und in großer Menge auf dem Speiseplan stehen,
wenn Sie Ihre Figur halten möchten. Sollten Sie trotzdem einmal Lust auf
etwas Süßes verspüren, greifen Sie zu einem Stückchen Bitter- oder Zartbit-
terschokolade. Diese hat einen niedrigen glykämischen Index und besitzt
viel wertvolles antioxidatives Potenzial.
Zucker wird oft fälschlicherweise zu den sauren Lebensmitteln gezählt. In
Wirklichkeit ist er für den Säure-Basen-Haushalt neutral.

Rang	Schokolade und Zucker	GI	Omega-3-Fettsäuren	Vitamine	ORAC	Mineralstoffe	PRAL
1	Bitterschokolade	●	●	●	●	●	●
2	Kakaopulver	●	●	●	●	●	●
3	Zartbitterschokolade	●	●	●	●	●	●
4	Milchschokolade	●	●	●	●	●	●
5	Ahornsirup	●	●	●	●	●	●
6	Honig	●	●	●	●	●	●
7	Zucker, braun; Rohzucker	●	●	●	●	●	●
8	Zucker, weiß	●	●	●	●	●	●

Getränke

Gemüsesäfte sind eine gute, schmackhafte Ergänzung des täglichen Speiseplans: Sie besitzen eine verdauungsfördernde und appetitanregende Wirkung. Besonders hervorzuheben sind Inhaltsstoffe wie Vitamine und sekundäre Pflanzenstoffe: So steckt beispielsweise in Möhrensaft vor allem Betakarotin und in Tomatensaft vor allem Lycopin. Fruchtsäfte sollten Sie ohne Zuckerzusatz genießen; achten Sie darauf, dass sie 100 Prozent Fruchtsaft enthalten. Zu Omega-3-Fettsäuren liegen keine Werte vor; sie sind aber in Getränken so gut wie gar nicht vorhanden.

Rang	Getränke	GI	Omega-3-Fettsäuren	Vitamine	ORAC	Mineralstoffe	PRAL
1	Möhrensaft	●	–	●	●	●	●
2	Tomatensaft	●	–	●	●	●	●
3	Grapefruitsaft	●	–	●	●	●	●
4	Zitronensaft	●	–	●	●	●	●
5	Orangensaft	●	–	●	●	●	●
6	Traubensaft, rot	●	–	●	●	●	●
7	Traubensaft, weiß	●	–	●	●	●	●
8	Birnensaft	●	–	●	●	●	●
9	Apfelsaft	●	–	●	●	●	●
10	Tee, grün	●	–	●	●	●	●
11	Kaffee	●	–	●	●	●	●
12	Tee, schwarz, fermentiert	●	–	●	●	●	●
13	Früchtetee	●	–	●	●	●	●
14	Kräutertee	●	–	●	●	●	●
15	Pfefferminztee	●	–	●	●	●	●
16	Malzkaffee	●	–	●	●	●	●
17	Natürliches Mineralwasser	●	–	●	●	●	●

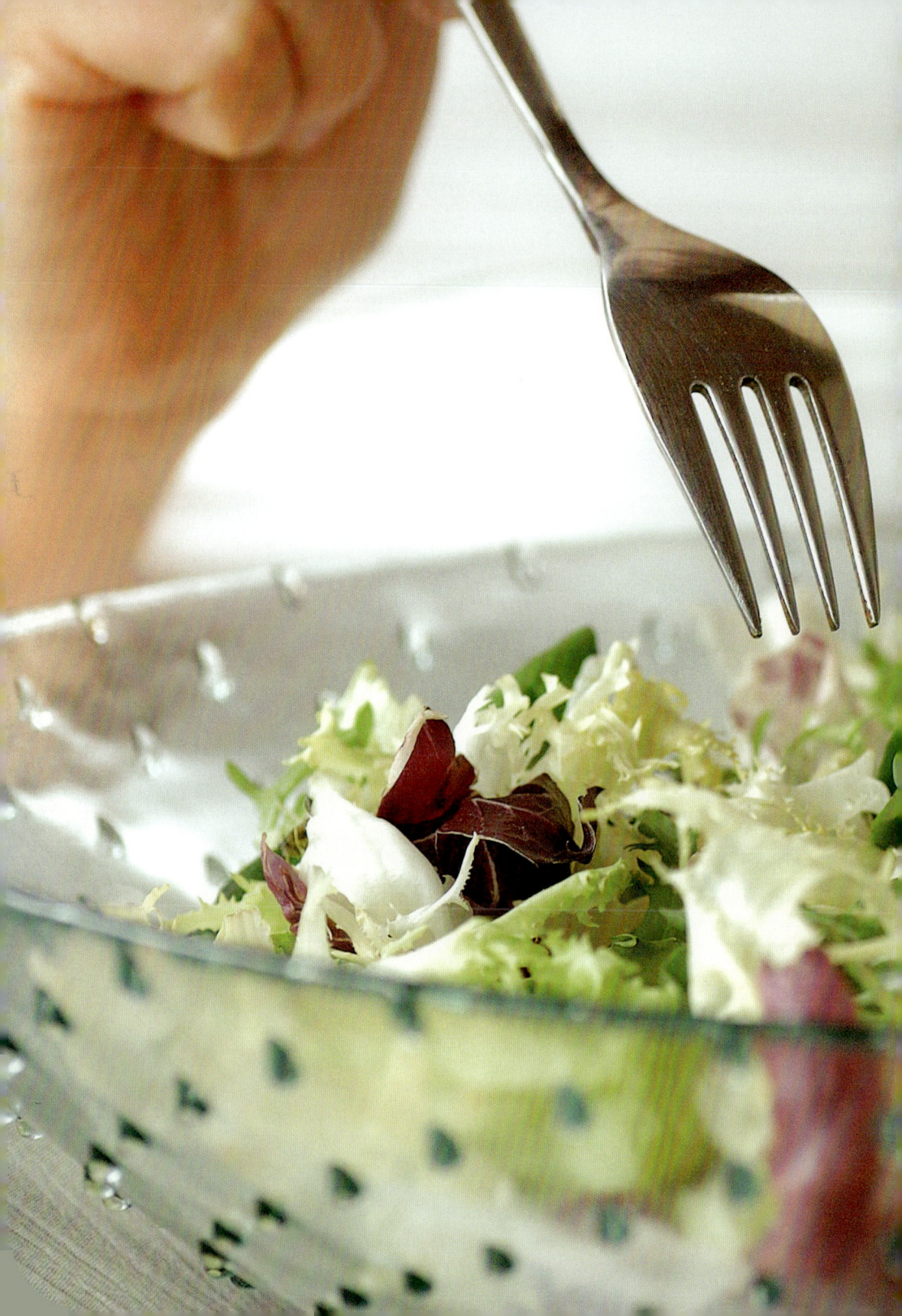

RICHTIG ESSEN –
DER GESUNDHEIT ZULIEBE

Werden intelligente Lebensmittel klug kombiniert, sind sie wahre Alleskönner in Sachen Prävention. Manchmal können sie sogar wie Heilmittel wirken.

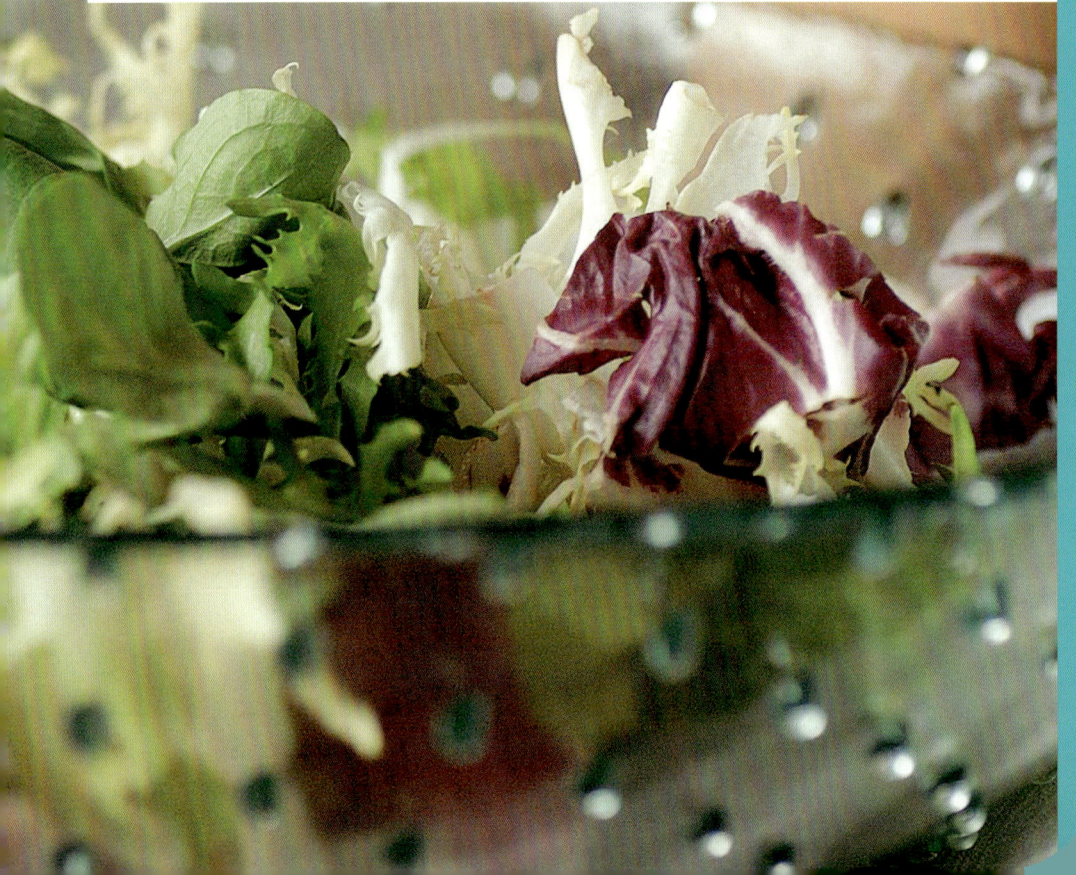

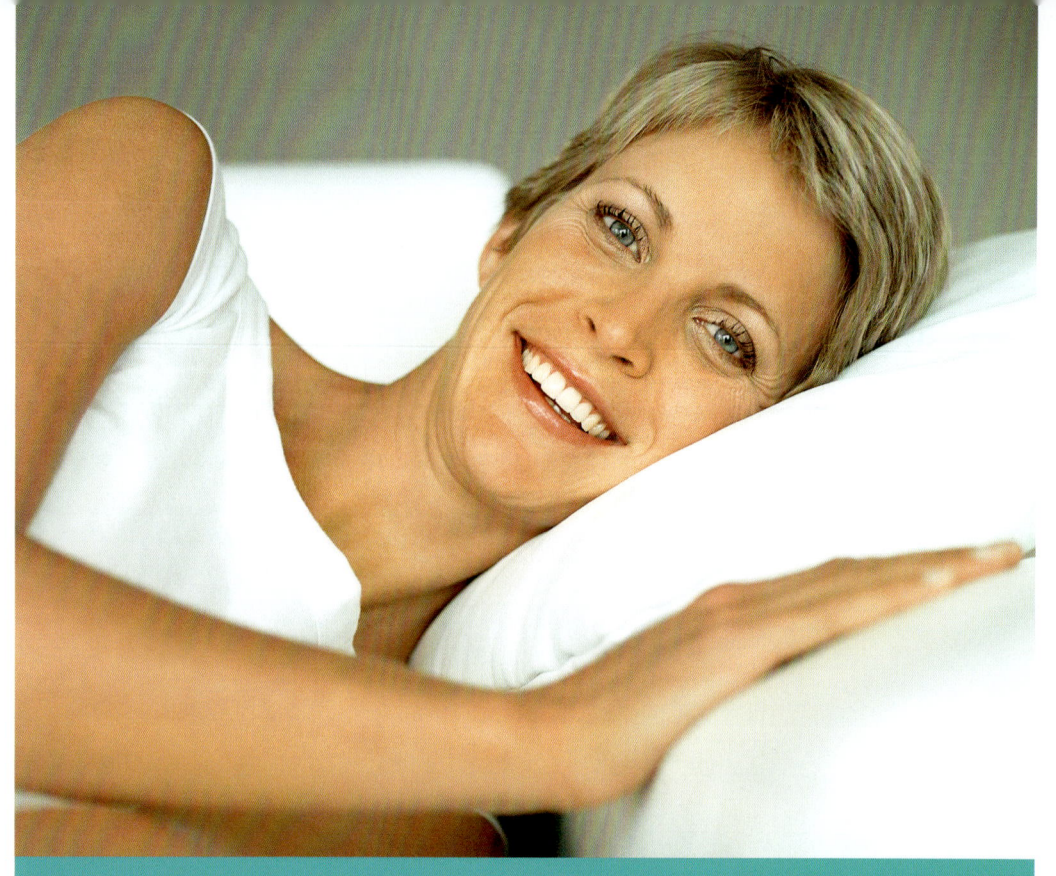

Intelligente Nahrung für den Organismus

Optimale Ernährung – was ist das? Seit Jahrzehnten wogt darüber eine teilweise schon mit ideologischer Verbissenheit geführte Diskussion. Es scheint kaum ein gesundheitsrelevantes Thema zu geben, bei dem so große Uneinigkeit herrscht. Ganz sicher haben viele Ernährungsmodelle – von Trennkost bis zur Ernährung nach dem Säure-Basen-Prinzip – ihre guten Seiten. Andere, wie die einseitige Verteufelung der Fette, gehören zu den Irrtümern in der Geschichte der Ernährungswissenschaften.

Was braucht unser Stoffwechsel?

Tatsache ist: Wer wirklich gesund essen will, muss so essen, dass es seinem Stoffwechsel und seiner Zellgesundheit guttut. Nur so kann die Ernährung unsere Gesundheit erhalten und sogar Heilprozesse (siehe Seite 70 und 74) unterstützen, aber auch in Sachen Körpergewicht für ausgewogene Verhältnisse sorgen.

Ernährung gestern und heute

Vorfahren des heutigen Menschen gab es bereits vor einigen Millionen Jahren. Den weitaus größten Teil der Zeit der Menschheitsentwicklung lebten unsere Urahnen als Jäger und Sammler. So war eine Nahrungszufuhr aus relativ viel Fleisch (tierisches Eiweiß) und wenig Kohlenhydraten (pflanzliche Kost mit reichlich Vitaminen und Mineralstoffen) gesichert. Zudem wurde der Stoffwechseltakt bestimmt von drei Größen: Bewegung, Hunger und Sättigung. Das heißt, unsere Urahnen mussten noch richtig etwas tun, um sich ein Mammutschnitzel zu erjagen oder um Früchte, Blätter, Nüsse und Samen, aber auch Maden und Insekten zu sammeln. War ihnen das Jagdglück weniger hold und kam der Winter, brachen für die damaligen Sippen Hungerzeiten an.

Nun unterscheidet sich der heutige Mensch vom Menschen der Urzeit kaum, was die Stoffwechselvorgänge im Körper anbelangt, in Sachen Ernährung dafür umso mehr. So aß der Steinzeitmensch im Vergleich zu seinen modernen Nachfahren wesentlich basenhaltiger, da die Säurebelastung aus dem hohen Fleischverzehr durch die Menge der verzehrten basenhaltigen Früchte und Blätter mehr als ausgeglichen wurde. Zugleich wurde der Insulinspiegel geschont, da die Nahrung kaum Zucker und Stärke enthielt. Probleme mit Übergewicht waren bei einer solchen Ernährung und einem derart aktiven Tagesablauf undenkbar.

Erst vor relativ kurzer Zeit – vor etwa 10 000 Jahren – entwickelte sich der zweite Urtypus, der Ackerbauer. Getreide (pflanzliches

STEINZEITLICHER STOFFWECHSEL

Der menschliche Stoffwechsel ist nach wie vor an eine Ernährung angepasst, für die das moderne Nahrungsüberangebot geradezu fatal ist. Er ist gewissermaßen ein Urzeitmodell, das noch immer auf ein stark schwankendes Nahrungsangebot eingestellt ist. Tatsächlich hat sich in den Millionen Jahren, in denen aus dem Urzeitmenschen der heutige Homo sapiens wurde, der menschliche Stoffwechsel kaum weiterentwickelt.

Eiweiß und Kohlenhydrate) konnte nun gelagert werden; die Ernährung war somit langfristig gesichert. Stärkehaltiges Getreide, Reis, Mais, aber auch Knollen und Wurzeln stellten von da an einen erheblichen Anteil der verfügbaren Lebensmittel dar. Zusätzlich wurden das fettreichere Fleisch von Nutztieren sowie vermehrt auch Milchprodukte verzehrt. Der Anteil an frischen pflanzlichen Lebensmitteln ging dagegen erheblich zurück.

Die Zusammensetzung der Ernährung mit intelligenten Lebensmitteln greift deshalb weitgehend auf die unserer Urahnen zurück. Diese Ernährungskombinationen werden von unserem Stoffwechsel nach wie vor erkannt, sodass die Nahrung optimal verwertet wird.

Rundum perfekt versorgt

Unsere Nahrung muss alle Organe und Bereiche im Körper mit den jeweils benötigten Nährstoffen versorgen. Dabei haben die verschiedenen Organbereiche und der Bewegungsapparat ganz unterschiedliche Bedürfnisse, die jedoch alle gleichermaßen abgedeckt werden sollten. Vor allem wenn bestimmte Mängel vorliegen und es aufgrund dessen vielleicht schon zu Beschwerden gekommen ist, kann eine intelligente Ernährungszusammenstellung wie eine Kur für den Körper wirken.

Im Folgenden werden wir die Bereiche des Körpers und ihre speziellen Bedürfnisse und Anforderungen genauer unter die Lupe nehmen. Sie erfahren auch, wie Sie jeden Bereich gezielt mit intelligenten Nahrungsmitteln unterstützen können.

TIPP

Für die Denk- und Merkfähigkeit können Sie viel tun, indem Sie Ihr Gehirn mit geistigen oder kreativen Tätigkeiten trainieren. Auch regelmäßige körperliche Aktivität wirkt sich positiv auf die grauen Zellen aus.

Gehirn und Nerven

Eine wichtige Voraussetzung für das reibungslose Funktionieren unserer Steuerzentrale im Kopf ist eine optimale Versorgung sowohl mit bestimmten Nährstoffen als auch mit Sauerstoff. Nicht umsonst ist das Gehirn das am besten durchblutete Organ. Auch die Erhaltung der Gefäßgesundheit ist gerade hier von größter Bedeutung. Denn eine Verengung der Blutgefäße im Gehirn durch Ablagerungen (Plaques) kann zum Schlaganfall führen und ist oft eine Ursache für Altersdemenz.

BRAINFOOD FÜR DIE GRAUEN ZELLEN

Unser Gehirn macht zwar nur etwa 2 bis 3 Prozent des Körpergewichts aus, verbraucht aber mehr als 20 Prozent der Gesamtenergie; es benötigt allein etwa 5 bis 6 Gramm Glukose (Traubenzucker) pro Stunde. Die wichtigste Voraussetzung für eine optimale Leistungsfähigkeit ist daher ein Blutzuckerspiegel, der sich auf möglichst konstantem Niveau bewegt. Das heißt, alle kohlenhydratreichen Nahrungsmittel mit niedrigem GI sind grundsätzlich gut als Brainfood geeignet. Denn starke Schwankungen im Blutzuckerspiegel führen zu Konzentrationsschwäche, Müdigkeit und Heißhunger. Ebenso wichtig für die grauen Zellen sind Omega-3-Fettsäuren, Basen, Aminosäuren und Antioxidanzien.

Warum das Gehirn Zucker braucht

In unserem Körper übernimmt das Gehirn eine Vielzahl von Funktionen, die zum Teil noch gar nicht entschlüsselt sind. Die meisten liegen im Bereich der Wahrnehmung oder des Erkennens (kognitiver Bereich) oder sie betreffen die Steuerung von Organen und Muskeltätigkeiten. Dazu benötigt das Gehirn viel Energie. Hirnforscher konnten nachweisen, dass das Gehirn bei drohender Unterversorgung sogar an die erste Stelle vor allen anderen Organen tritt. Dies wird dadurch gewährleistet, dass sich das Gehirn auf die Verbrennung von Glukose spezialisiert hat. Im Gegensatz zu anderen Zellen wird dieser Traubenzucker in die Nervenzellen aber unabhängig von Insulin aufgenommen – die Zuckertüren stehen also immer offen. Deshalb muss auch immer genügend Glukose im Blut zirkulieren. Diese Glukose stammt aus verschiedenen kohlenhydratreichen Lebensmitteln – egal ob mit hohem oder niedrigem GI.

Die Versorgung des Gehirns mit Glukose erfolgt tagsüber gewöhnlich in Form von zwei bis drei kohlenhydrathaltigen Mahlzeiten. Für die nächtliche Fastenphase ist die Leber in der Lage, tagsüber Glukose als Glykogen zu speichern und nachts wieder als Glukose ans Blut abzugeben, sodass das Gehirn auch im Schlaf versorgt wird. Das bedeutet allerdings, dass die Speicher morgens leer sind und die grauen Zellen Nachschub brauchen.

WIE VIELE MAHLZEITEN AM TAG?

Gestalten Sie Art und Anzahl Ihrer Mahlzeiten so, dass sie gut sättigen und ausgewogen zusammengestellt sind. Grundsätzlich sollte die Energieaufnahme über den Tag gesehen den Energiebedarf nicht übersteigen. Starten Sie mit einem gesunden Frühstück, dann reicht die nächste Mahlzeit mittags. Vermeiden Sie kohlenhydratreiche (süße) Zwischenmahlzeiten, für den kleinen Hunger eignen sich besser Lebensmittel, die sättigen, dabei aber keinen starken Blutzuckeranstieg verursachen, wie etwa Rohkost oder Buttermilch. Essen Sie sich zu den Hauptmahlzeiten mit Lebensmitteln mit geringem GI satt, dann wird Ihr Blutzuckerspiegel auch in der Zeit zwischen den Mahlzeiten nicht zu tief absinken. Denken Sie daran, dass Fettabbau nur bei niedriger Insulinkonzentration im Blut stattfindet, also lassen Sie ruhig vier Stunden bis zur nächsten größeren Mahlzeit verstreichen.

Verzichten Sie nicht aufs Frühstück!

Man kann es nicht oft genug wiederholen: Beginnen Sie den Tag mit einem Frühstück und greifen Sie dabei richtig zu! Nach einer repräsentativen Umfrage der Techniker Krankenkasse versäumt jeder zehnte Deutsche diese Chance und frühstückt gar nicht. Das führt zum einen dazu, dass man morgens nicht richtig in die Gänge kommt, und zum anderen, dass sich spätestens am Vormittag ein unglaublicher Heißhunger auf Süßes einstellt. Denn um tagsüber wirklich körperlich und geistig fit zu sein, müssen die Reserven an Kohlenhydraten, Vitaminen und Mineralstoffen aufgefüllt werden. Deshalb empfehlen manche Ernährungswissenschaftler, schon morgens 30 Prozent des täglichen Kalorienbedarfs aufzunehmen. Ohne Frühstück ist die Gefahr groß, zwischendurch irgendetwas wahllos in sich hineinzuschlingen und damit den Stoffwechsel unnötig zu belasten. Das macht müde und antriebslos. Dasselbe kann übrigens auch passieren, wenn Sie morgens eine zu fetthaltige Mahlzeit zu sich nehmen.

Ideal ist in jedem Fall ein kohlenhydratreiches Frühstück mit reichlich Vollkornprodukten. So bringen Sie Ihren Stoffwechsel nach der Nachtruhe wieder in Schwung. Weniger empfehlenswert sind schnell verfügbare Kohlenhydrate, wie sie zum Beispiel häu-

Für einen ausgewogenen
Neurotransmitter-Stoffwechsel
im Gehirn sorgen Aminosäuren
in Kombination mit Vitaminen
und Mineralstoffen.

Für die Umwandlung von Aminosäuren in Botenstoffe mithilfe von Enzymen werden zusätzlich verschiedene Vitamine, Mineralstoffe und Spurenelemente gebraucht. Deshalb sollten alle erforderlichen Mikronährstoffe dem Stoffwechsel in einer ausgewogenen Konzentration zur Verfügung stehen.

Antioxidanzien für die Gehirnzellen

Oxidativer Stress (siehe Seite 26) wirkt sich generell auf alle Zellen des Körpers negativ aus. Da der Sauerstoffumsatz in den Nervenzellen jedoch besonders hoch ist, entstehen hier auch mehr freie Radikale als in anderen Körpergeweben. Vorbeugen lässt sich dem durch reichlichen Verzehr von Lebensmitteln mit einer hohen antioxidativen Kapazität. Vor allem rote, blaue und violette Früchte wie Erdbeeren, Himbeeren, Blaubeeren, Brombeeren und Pflaumen sind reich an Antioxidanzien.

Studien zufolge können Ablagerungen an Nervenbahnen des Gehirns vermehrt auftreten, wenn es an den Nervenzellen zu einer leichten Ansäuerung kommt. Stellen Sie Ihren Speiseplan daher auf eine basenreiche Ernährung um. So sorgen Sie für die Gesundheit Ihrer Nervenzellen.

Auch die in Schokolade enthaltenen Pflanzenschutzstoffe aus der Kakaobohne sind wichtige Antioxidanzien. Insbesondere dunkle Schokolade mit ihrem hohen Kakaoanteil verbessert kurzfristig die geistige Leistungsfähigkeit. Im Übrigen ist Schokolade noch in anderer Hinsicht gut fürs Gehirn: Sie enthält Tryptophan und Zucker und fördert damit die Bildung des Gute-Laune-Hormons Serotonin (siehe GU-Erfolgstipp Seite 70).

Gelenke und Bindegewebe

Rund zwölf Kilogramm des Körpergewichts macht bei einem erwachsenen Menschen das Bindegewebe aus. Da jedes Organ von Bindegewebe umgeben ist, ist seine Gesundheit auch eine entscheidende Voraussetzung für die darunterliegenden Organbereiche. Denn das Bindegewebe füllt überall im Körper die »Lücken« und ist insbesondere wichtig, um die Muskulatur über Sehnen und Bänder mit den Knochen zu verbinden.

Während man früher nur dieser Funktion des Bindegewebes eine Bedeutung beimaß, weiß man heute, dass der extrazelluläre Gewebebereich für weitere biologische Funktionen von Bedeutung ist: Dazu gehören etwa die Formgebung für Gewebe und Organe, die Elastizität der Gewebe, der Nährstofftransport, die Wasserspeicherung und der Einfluss auf Wundheilungsprozesse.

Um diese wichtigen Funktionen aufrechtzuerhalten und optimal zu unterstützen, ist es wichtig, dass Sie Ihren Körper mit den richtigen Nahrungsmitteln versorgen. So sorgen Sie bis ins hohe Alter für gesunde Gelenke und festes Bindegewebe.

Doch zunächst: Ob Sie ein straffes oder schwaches Bindegewebe haben, verdanken Sie in erster Linie Ihren Eltern und Großeltern. Wie alle anderen Körperstrukturen auch ist die Tendenz zur Faltenbildung, zu Cellulite oder zu feinporiger, glatter Haut ererbt. Frauen haben zudem eine andere Körperzusammensetzung als Männer, was das Verhältnis von Körperwasser, Körperfett und Muskeln anbelangt. Das heißt aber noch lange nicht, dass Sie sich mit einem schwachen Bindegewebe einfach abfinden müssen. Denn auch, wenn man aus einem weichen Gewebe kein straffes zaubern kann, lässt sich durch eine gezielte basenreiche Ernährung und regelmäßiges sportliches Training die Bindegewebsstruktur doch deutlich verbessern.

Die Rolle von Vitamin C

Das Bindegewebe enthält Eiweißbestandteile (zum Beispiel Kollagene) und bestimmte chemische Verbindungen aus Zucker und Eiweiß, die sogenannten Proteoglykane. Damit das Bindegewebe fest ist, müssen die Kollagenmoleküle eng miteinander vernetzt sein. Hilfreich ist hierbei Vitamin C, das zwischen den Kollagenen und Proteoglykanen regelrechte Brücken bauen kann. Fehlt der Vitalstoff, so verliert das Kollagen und damit das Bindegewebe seine Festigkeit. Da der menschliche Körper dieses Vitamin nicht selbst herstellen kann, muss es in ausreichender Menge zugeführt werden.

Die Bedeutung der Säure-Basen-Balance

Besonders ungünstig wirkt sich neben Vitamin-C-Mangel eine Übersäuerung auf das Bindegewebe aus. Ist der Säure-Basen-Haushalt durch ungünstige Ernährungsgewohnheiten über Jahre hinweg gestört und lässt die Säureausscheidung über die Nieren mit zunehmendem Lebensalter nach, so kann sich eine chronische Übersäuerung (Azidose) entwickeln. In der Folge erschöpfen sich nach und nach die körpereigenen Regulations- und Schutzmechanismen (Puffersysteme) für eine ausgeglichene Säure-Basen-Balance. So kommt es zu verschiedenen Veränderungen im Körpergewebe.

Schon bei leichten Änderungen der umgebenden Säurekonzentration ändern die Proteoglycane des Bindegewebes ihre physikalisch-chemischen Eigenschaften. Ist der Säure-Basen-Haushalt im Lot, werden Wassermoleküle angelagert, die das Bindegewebe elastisch und flexibel halten. Kommt es zu einer leichten Übersäuerung, so wird der Wasserbindungseffekt geringer und das Bindegewebe entsprechend schwächer.

TIPP

Obst und Gemüse sind reich an Vitamin C. Greifen Sie vor allem zu schwarzen Johannisbeeren, Sanddornbeeren, Brokkoli und Gemüsepaprika.

DER PH-WERT

Der pH-Wert gibt die Konzentration von Wasserstoff-Ionen in einer wässrigen Lösung an. Ein hoher pH-Wert bedeutet eine niedrige Konzentration (wenig Säure), ein niedriger pH-Wert eine hohe Konzentration (viel Säure). Nicht überall im Körper ist der pH-Wert gleich. Doch von ihm hängt es ab, ob in den Organen die chemischen Reaktionen optimal ablaufen.

Basenreiche Kost für gesunde Gelenke

Das macht sich wiederum im Knorpelgewebe der Gelenke bemerkbar. Durch Ansäuerung in der Gelenksflüssigkeit nimmt – aufgrund des sinkenden Wassergehalts – die Knorpelelastizität ab. Belastungen der Gelenke durch Laufen, Springen oder einfach durch Bewegung können dann schneller zu Gelenkverschleiß führen. Um die Beweglichkeit der Gelenke zu erhalten und eine Arthrose zu vermeiden, sollten Sie alles dafür tun, die Wasserbindungsfähigkeit Ihres Bindegewebes zu erhalten. Denn auch wenn sich Änderungen der Säurekonzentration noch nicht im Blut auswirken, kommt es im Bindegewebe bereits bei leichter körperlicher Belastung zur Freisetzung von Säure aus den Zellen. Der pH-Wert bleibt wesentlich stabiler, wenn die Nahrung viele Basen, zum Beispiel aus Gemüse, Salat und Kräutern, enthält und die freigesetzte Säure sofort abgepuffert werden kann.

Auch chronische Entzündungsprozesse (zum Beispiel rheumatoide Arthritis) führen zu einer deutlichen Ansäuerung der Gelenks-

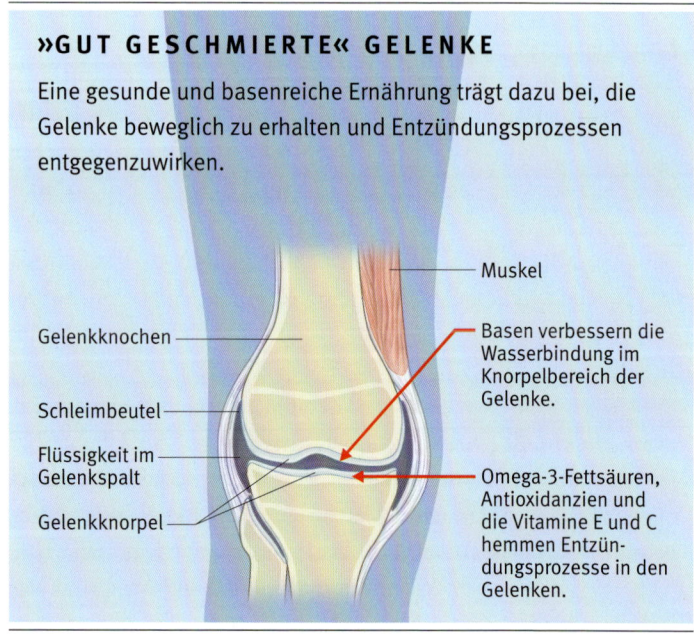

»GUT GESCHMIERTE« GELENKE

Eine gesunde und basenreiche Ernährung trägt dazu bei, die Gelenke beweglich zu erhalten und Entzündungsprozessen entgegenzuwirken.

Muskel

Gelenkknochen

Schleimbeutel

Flüssigkeit im Gelenkspalt

Gelenkknorpel

Basen verbessern die Wasserbindung im Knorpelbereich der Gelenke.

Omega-3-Fettsäuren, Antioxidanzien und die Vitamine E und C hemmen Entzündungsprozesse in den Gelenken.

flüssigkeit. Die höhere Säurekonzentration kann zu erheblichen Schmerzen führen. In diesem Fall ist es besonders wichtig, dass Sie für eine gesunde Ernährung und einen ausgeglichenen Säure-Basen-Haushalt sorgen. Mit einer basenreichen Nahrung können Sie die Schmerzen oft mildern. Menschen mit chronischen Gelenkschmerzen tut eine basenreiche Ernährung ebenfalls gut.

Omega-3-Fettsäuren gegen Entzündungen

Bei Entzündungs- und Abbauprozessen im Bindegewebe entstehen aus Fettsäuren bestimmte Gewebshormone, die im Übermaß zu Schmerzen führen. Verantwortlich dafür können Fettsäuren wie etwa die Arachidonsäure aus der Nahrung sein. Diese können jedoch durch ausreichend Omega-3-Fettäuren verdrängt werden. Sie stecken in pflanzlichen Ölen und Nüssen, wirken antientzündlich und vermindern die Schmerzentstehung. Da Entzündungsprozesse zudem mit einer vermehrten Bildung von freien Radikalen einhergehen, ist auch eine antioxidanzienreiche Ernährung wichtig für die Begrenzung von Schmerzen im Bewegungsapparat.

Knochen

Das menschliche Skelett besteht aus über 200 Knochen. Sie sind je nach Funktion unterschiedlich gestaltet und miteinander verbunden. Alle zusammen dienen der Stütze der Muskulatur und der Weichteile, der Befestigung der Muskeln und Sehnen und als Schutz für die inneren Organe und das zentrale Nervensystem. Erkrankungen des Bewegungsapparats können immer auf äußere und innere Faktoren zurückgeführt werden: Zu den inneren Faktoren zählen ererbte Anlagen oder angeborene Erkrankungen. Zu den äußeren gehören Fehl- und Überbelastungen, einseitige Bewegungsabläufe, falsche Sitzgewohnheiten, Bewegungsmangel, Verletzungen und Brüche, aber auch Fehlernährung und Übergewicht sowie Genussmittel wie Nikotin und Alkohol. Mit zunehmendem Alter und Veränderungen im Hormonhaushalt kann es zusätzlich zu einer Verminderung der Knochenmasse und zu einer Verschlechterung des Aufbaus und der Funktion der Knochen kommen. Die häufigste Art dieser Erkrankung ist die Osteoporose.

BASEN GEGEN CELLULITE

Ein weiteres Problem von chronischer Übersäuerung ist die Cellulite. Fällt im Körper auf Dauer zu viel Säure an, ändert sich die Wasserbindungsfähigkeit des Bindegewebes. Dadurch verändert es seine Struktur und bildet die typischen Dellen an Po und Oberschenkeln. Gegensteuern können Sie durch basenreiche Kost, kombiniert mit leichtem Krafttraining.

Kalzium plus Vitamine

In vielen Untersuchungen hat sich gezeigt, dass der Knochen-stoffwechsel wesentlich durch die Ernährung beeinflusst wird. Kalzium gilt dabei als Hauptknochenmineral: Alle Faktoren, die den Kalziumhaushalt beeinflussen, haben direkten Einfluss auf die Knochendichte. Damit Sie auch im Alter noch von starken Knochen profitieren können, sollten Sie daher stets auf eine kal-ziumreiche und ausgewogene Ernährung achten.

Ob Kalzium vom Körper optimal verwertet werden kann, hängt allerdings von einer ausreichenden gleichzeitigen Zufuhr des fett-löslichen Vitamins D ab. Dieses wird benötigt, um Kalzium aus dem Darm in den Organismus aufzunehmen und in die Knochen einzulagern. Ein großer Teil des benötigten Vitamin D wird durch die UV-Strahlen der Sonne in unserer Haut gebildet, den Rest müssen wir (insbesondere im Winter) mit der Nahrung auf-nehmen. Hauptlieferanten von Vitamin D sind vor allem Salz-wasserfische wie Lachs, Heilbutt, Sardinen oder Thunfisch. Aber auch Milch und Milchprodukte, die zudem sehr kalziumreich sind, sowie Eier enthalten das Knochenvitamin. Gute Kalziumlie-feranten sind Hülsenfrüchte, Vollkornprodukte und Gemüse.

Als weiteres fettlösliches Vitamin beeinflusst Vitamin K den Kno-chenstoffwechsel. Es ist für die Synthese von Osteocalcin, einem für die Knochenbildung essenziellen Protein, notwendig. Da-durch spielt Vitamin K eine aktive Rolle bei der Entwicklung der Knochenfestigkeit. Untersuchungen zeigten ein vermindertes Os-teoporose-Risiko bei einer hohen Vitamin-K-Zufuhr. Vor allem grüne Gemüsesorten wie Grünkohl, Rosenkohl oder Brokkoli, sind gute Quellen für Vitamin K und sorgen für eine gute Knochenfestigkeit.

Nicht vernachlässigen sollten Sie auch Vita-min C, das ebenfalls wichtig für starke Kno-chen ist, da es die Quervernetzung der organi-schen Strukturen im Knochen gewährleistet. Eine chronische Mangelversorgung mit Vita-min C kann neben anderen Folgen auch zu Osteoporose führen.

So sieht eine gesunde Knochen-struktur in der Aufnahme eines Rasterelektronenmikroskops aus.

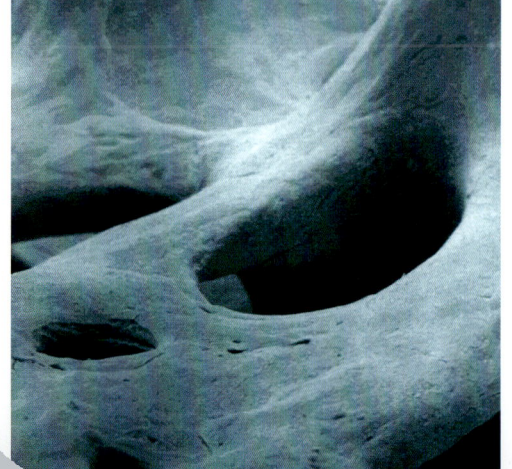

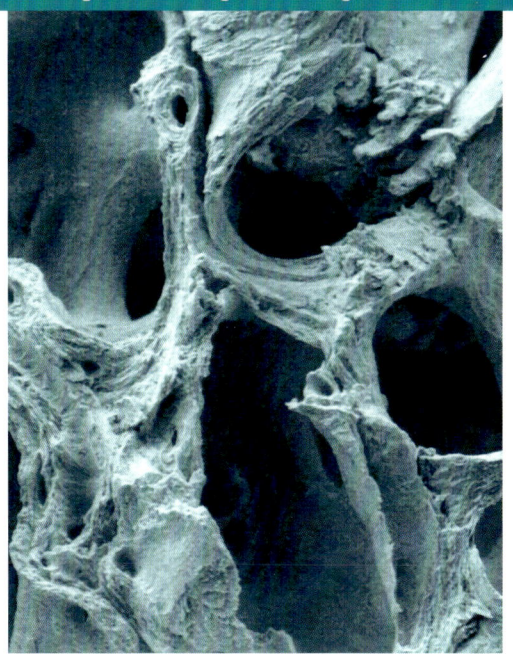

Basen erhalten die Knochenfestigkeit

Das Säure-Basen-Gleichgewicht ist für die Funktion aller Stoffwechselvorgänge im Körper von Bedeutung. In der Regel wird mit der üblichen Ernährung ein Säureüberschuss zugeführt, den wir jedoch über die Nieren und den Harn ausscheiden. Allerdings nimmt die Fähigkeit des Körpers zur Säureausscheidung mit zunehmendem Lebensalter ab. Das ist insofern von Bedeutung, als wir heute wissen, dass auch eine schleichende Übersäuerung einen erheblichen Einfluss auf die Knochenfestigkeit ausübt.

Zur Aufrechterhaltung eines konstanten pH-Wertes (siehe Seite 74) im Blut darf im Körper kein langfristiger Säureüberschuss vorliegen. Gelingt es dem Körper nicht, Säuren vollständig auszuscheiden, so zieht er zur Neutralisierung der vorhandenen Säuren Basen in Form von Bikarbonat heran. Dieses stammt von der Knochenoberfläche. Nur durch eine winzige Verschiebung des pH-Wertes in den sauren Bereich werden immer weiter Mineralstoffe aus den Knochen

Bei Osteoporose nimmt die Knochenmasse ab, der Knochen wird brüchig.

MAGNESIUM

Auch Magnesium ist für die Knochenhomöostase – das biologische Gleichgewicht im Knochen – von großer Bedeutung. Da der größte Teil des Mineralstoffs in den Knochen vorhanden ist, holt sich der Körper unter Mangelbedingungen bis zu einem Drittel dieser Menge von dort. Aus diesem Grund kann eine langfristig unzureichende Magnesiumversorgung zur Osteoporose beitragen. Mit reichlich Magnesium können Sie einem Osteoporose-Risiko vorbeugen. Gute Quellen sind vor allem Buchweizen, Gerste, Grünkern, Hafer, Hirse, Kürbiskerne, Leinsamen, Mohn, Sesam und Sojabohnen.

78

KNOCHENSCHUTZ DURCH SOJA

Zahlreiche Untersuchungen haben gezeigt, dass eine sojareiche Ernährung das Risiko für Osteoporose mindert. In Asien, wo Sojaprodukte in Form von Sojabohnen, Sojamilch, Tofu oder Tempeh täglich verzehrt werden, ist die Osteoporose beinahe unbekannt. Neben dem Eiweißgehalt werden hauptsächlich die in Soja enthaltenen Isoflavone – das sind Substanzen mit einer natürlichen Östrogenwirkung – dafür verantwortlich gemacht.
Im gut sortierten Supermarkt und in jedem Bio-Markt finden Sie bereits viele Produkte auf Sojabasis, mit denen Sie Ihren Speiseplan erweitern können.

herausgelöst. Diese gelangen ins Blut und werden über die Nieren ausgeschieden. Eine Übersäuerung führt so in den Knochen zu einem Verlust an Mineralstoffen, insbesondere an Kalzium, Phosphat und Magnesium.

Hinzu kommt, dass schon durch eine leichte Übersäuerung die Aktivität der knochenabbauenden Knochenzellen (Osteoklasten) erheblich zunimmt. Hält die pH-Verschiebung über einen längeren Zeitraum an, führt dies zum Verlust von Knochenmasse mit erheblich erhöhtem Osteoporose-Risiko. Um das empfindliche Gleichgewicht von Knochenaufbau und -abbau zu erhalten, sollten Sie bei Ihrer Ernährung immer auf genügend Basen achten.

Knochen brauchen Eiweiß

Eiweiß dient nicht nur dem Muskel-, sondern auch dem Knochenaufbau. Allerdings enthält Nahrungseiweiß die säuernden, schwefelhaltigen Aminosäuren Methionin und Cystein und sorgt somit für einen ordentlichen Säureüberschuss im Körper – was wiederum einen negativen Effekt auf die Knochenbildung hat. Lösen lässt sich das Problem relativ einfach: Verzichten Sie an mehreren Tagen pro Woche auf tierisches Eiweiß und steigen Sie um auf Lebensmittel mit pflanzlichem Eiweiß, die gleichzeitig wertvolle Basen liefern und damit den Säuregehalt ausgleichen. Hierzu zählen vor allem Hülsenfrüchte, Sprossen, Pilze, Buchweizen und Sojaprodukte.

Herz und Gefäße

Rund 60-mal pro Minute schlägt das Herz eines Erwachsenen, bei Säuglingen sogar bis zu 120-mal. Damit der Herzmuskel seine ungeheure Leistung bis ins hohe Alter fortsetzen kann, benötigt er eine ausgewogene, fortlaufende Versorgung mit verschiedenen Nährstoffen. Ungünstige Ernährungsgewohnheiten und Mangel-erscheinungen sowie zu wenig Bewegung schädigen das Herz und können zu schwerwiegenden Herz-Kreislauf-Erkrankungen führen. Ursache dafür ist die Arteriosklerose, eine langsam fort-schreitende Erkrankung der Arterien. Arterien sind die Blutgefä-ße, die das in den Lungen mit Sauerstoff angereicherte Blut vom Herzen zu den Organen transportieren. Bei der Arteriosklerose kommt es zu einer zunehmenden Einengung dieser Blutgefäße durch krankhafte Ablagerungen oder entzündliche Prozesse an den Gefäßinnenwänden. Diese können in verschiedenen Orga-nen gravierende Folgen haben. Die häufigsten und gefürchtetsten sind Herzinfarkt und Schlaganfall.

Tatsächlich sind Arteriosklerose und ihre Folgeerkrankungen die häufigste Todesursache in den westlichen Industrienationen, noch vor Krebserkrankungen. Dabei lassen sich viele Faktoren, die diese Gefäßerkran-kung verursachen, auf ungünstige Lebensge-wohnheiten zurückführen und sind deshalb vermeidbar.

Antioxidanzien für ein starkes Herz

Die Herzmuskulatur ist eine Sonderform des Muskelgewebes: Sie arbeitet unwillkürlich und ist in besonderem Maße zu Dauerleis-tungen fähig. Man nimmt heute an, dass so-wohl die allgemeine Arteriosklerose als auch die koronare Herzerkrankung, die speziell die Blutversorgung des Herzmuskels betrifft, durch oxidativen Stress mitbedingt sein kön-nen. Aus diesem Grund kann man mit relativ hoher Wahrscheinlichkeit davon ausgehen,

GU-ERFOLGSTIPP

TRAINING FÜR DEN HERZMUSKEL

Neben einer ausgewogenen Ernährung sorgt regelmäßiges Ausdauertraining (zum Beispiel Nordic Walking, Radfahren oder Joggen) dafür, dass die Arterien elastisch bleiben und so der Blutfluss erleichtert wird. Da das Herz ein Muskel ist, kann es hervorragend trainiert werden. Ideal ist Aus-dauerbelastung bei einer Herzfrequenz zwi-schen 100 und 130 Schlägen pro Minute. So wird Ihr Herz kräftiger und gerät nicht so schnell ans Limit seiner Schlagkraft.

dass sich eine Ernährung, die reich an Antioxidanzien ist, positiv auf ein Arteriosklerose-Risiko auswirkt.

Keine Probleme mit Cholesterin

Eine weitere Ursache für Herz-Kreislauf-Erkrankungen sind überhöhte Cholesterinwerte. Dabei ist Cholesterin (siehe Seite 23) grundsätzlich ein lebenswichtiger körpereigener Stoff. Es lässt sich zudem in zwei unterschiedliche Blutfette unterteilen, von denen nur eines, das LDL-Cholesterin, Schaden anrichten kann. Grundsätzlich gilt: Steigt der Gesamtcholesterinspiegel im Blut über das Normalmaß hinaus, so erhöht sich das Risiko für Herz-Kreislauf-Erkrankungen, denn hohe Blutfettwerte schädigen die Gefäße. Wie es dabei zur Bildung der gefährlichen Ablagerungen in den Blutgefäßen kommt, ist allerdings noch nicht völlig geklärt.

Für einen ausgeglichenen Cholesterinspiegel spielt die Auswahl von Lebensmitteln eine zentrale Rolle: So können ungesättigte Fettsäuren den LDL-Cholesterinspiegel senken. Generell sollten 10 bis 25 Prozent Ihrer täglich aufgenommenen Kalorien aus einfach ungesättigten Fetten, wie zum Beispiel Raps- und Olivenöl, Nüssen, Avocados, Mandeln, Sesam und Kürbiskernen, bestehen und 8 bis 10 Prozent aus mehrfach ungesättigten Fetten, wie Sonnenblumenöl, Maiskeimöl, Leinöl, Distelöl, Sojaöl oder Walnüssen. Eine bekanntermaßen gute Quelle für die wichtigen Omega-3-Fettsäuren ist Seefisch. Fischöle verbessern die Fließeigenschaften des Blutes, indem sie den Fettgehalt senken und das Zusammenkleben der Blutplättchen verhindern. Dadurch wird auch eine Thrombosegefahr verringert. Gewöhnen Sie es sich einfach an, statt ungesunder Hartfette (billige Margarinen, Kokosfett, Palmfett) nur gute Fette zu verwenden (siehe ab Seite 21).

Vitamin-Power fürs Herz

Auch Vitamine leisten einen wesentlichen Beitrag zur Herzgesundheit: Das wasserlösliche Vitamin C und das fettlösliche Vitamin E sind die bekanntesten Substanzen für den Schutz vor freien Radikalen und deshalb wichtig bei der Prävention von Herzer-

---

EI UND CHOLESTERIN

Lange Zeit wurde vor dem Verzehr von Eiern wegen ihres hohen Cholesteringehalts gewarnt. Inzwischen weiß man, dass die meisten Menschen ein gutes Regulationssystem für Cholesterin besitzen und daher ohne Weiteres täglich ein Ei essen können. Nur wer auf Nahrungscholesterin reagiert, was sich durch Blutuntersuchungen herausfinden lässt, sollte cholesterinreiche Nahrungsmittel meiden.

krankungen. Dabei wirkt Vitamin E nicht nur als Antioxidans, sondern hindert Zellen von Gefäßwänden an überschießendem Wachstum.

Ein weiterer wichtiger Vertreter aus der Gruppe der Vitamine mit Wirkung auf das Herz ist die Folsäure. Herrscht Mangel daran, steigt der Homocysteinspiegel im Blut. Homocystein ist ein körpereigenes Stoffwechselprodukt, das beim Abbau von Eiweiß entsteht und bei erhöhten Werten Herz und Blutgefäße schädigen kann. Vitamin B_6, Folsäure und Vitamin B_{12} sorgen dafür, dass Homocystein schnell in die Aminosäure Cystein umgewandelt und dann weiter verwertet wird. Ein dauerhafter Mangel an Folsäure oder an den beiden anderen Vitaminen führt hingegen dazu, dass sich der Homocysteinwert im Blut immer weiter erhöht. Schäden an Herz- und Gefäßwänden können die Folge sein. Da diese Vitamine im Herzmuskel nur schlecht gespeichert werden, ist eine regelmäßige Zufuhr notwendig.

Von großer Bedeutung insbesondere für den Energiestoffwechsel sind die Vitamine B_1 und B_2. Da auch diese im Herzmuskel nur schlecht gespeichert werden, ist eine regelmäßige Zufuhr wichtig. Nahrungsmittel, die vor allem B-Vitamine und Folsäure enthalten, sind Vollkornprodukte, Schweinefleisch, Innereien, Milch und Milchprodukte. Vitamin E finden Sie in pflanzlichen Ölen und Nüssen und Vitamin C hauptsächlich in frischem Obst und Gemüse.

TIPP: Gesundes Herz

Für Ihre Herzgesundheit können Sie eine Menge tun:

> Regelmäßig den Blutdruck kontrollieren
> Gesunde Fette bevorzugen
> Vitamin- und ballaststoffreich essen
> Den Salz- und Alkoholkonsum einschränken
> Rauchen und Passivrauchen vermeiden
> Auf ein normales Körpergewicht achten
> Regelmäßig Ausdauersport treiben
> Eine Entspannungstechnik erlernen

Magnesium für den Blutdruck

Von Bluthochdruck oder Hypertonie spricht man, wenn der Blutdruck dauerhaft über 140 mmHg (oberer Wert) und 90 mmHg (unterer Wert) liegt. Bei dauerhaft erhöhten Werten sind die Gefäße überbeansprucht, was langfristig zu Gefäßveränderungen führt und das Risiko eines Schlaganfalls erhöht. Einigen Hypertonikern hilft es, die Kochsalzmenge zu reduzieren. Auch eine hohe

Magnesiumzufuhr kann den Blutdruck senken. Denn Dauerstress führt zu einem vermehrten Einstrom von Kalzium in die Herzmuskelzellen. Dieses Kalzium muss wieder herausgepumpt werden, wobei wichtige Energie verbraucht und langfristig die Herzgesundheit belastet wird. Der Gegenspieler von Kalzium ist der Mineralstoff Magnesium. Während Kalzium dafür sorgt, dass sich der Herzmuskel anspannen kann, bewirkt Magnesium eine Entspannung. Da Magnesium zudem die Zellmembranen stabilisiert, kann eine ausreichende Magnesiumversorgung dabei helfen, Herzrhythmusstörungen zu vermeiden. Verschiedene epidemiologische Untersuchungen zeigen darüber hinaus, dass eine hohe Magnesiumzufuhr vor Diabetes und koronarer Herzkrankheit schützen kann. Eine Ernährung mit reichlich Getreideprodukten, Samen und Gemüse versorgt Sie mit Magnesium.

Immunsystem

Täglich sind wir über Nahrung, Trinkwasser und Luft dem Kontakt mit Krankheitserregern ausgesetzt. Das menschliche Immunsystem stellt die erste Verteidigungslinie zur Abwehr dieser Mikroorganismen dar. Wird ein Mikroorganismus vom Körper als »fremd« erkannt, beginnt eine komplizierte Kette von Abläufen zur Aktivierung und Bildung von Immunzellen und zur Produktion chemischer Substanzen, die den Erreger ausschalten sollen.

Neben der Abwehr von Erregern hat das Immunsystem aber auch die Aufgabe, körpereigene Zellen zu erkennen, die sich verändert haben. Dieser Prozess schützt uns davor, dass Krebszellen überhandnehmen. Solche Zellen entstehen kontinuierlich, führen aber erst zur Erkrankung, wenn sie durch das Immunsystem nicht mehr in Schach gehalten werden können und sich unkontrolliert vermehren.

Abwehrschwäche durch Nährstoffmangel

Die Ernährung spielt eine bedeutende Rolle, das Immunsystem aktiv zu halten. Denn täglich muss eine große Zahl von Immunzellen erneuert werden, insgesamt werden dazu täglich rund 100 Milliarden Zellen hergestellt. Da hierzu sehr viele verschiedene Nährstoffe benötigt werden, gibt es auch nicht die einzelne »magische« Substanz, die das menschliche Immunsystem stärkt. Vielmehr ist eine allgemein gesunde und ausgewogene Ernährung das beste Investment in ein gut funktionierendes Immunsystem. Dabei müssen Sie sich die Immunantwort wie eine lange Kette vorstellen, bei der bereits ein fehlendes Glied zu Beeinträchtigungen führt. Da unser Immunsystem einem täglichen Umbau unterliegt, machen sich Nährstoffmangelsituationen oft zuerst in Form einer gestörten Immunfunktion bemerkbar.

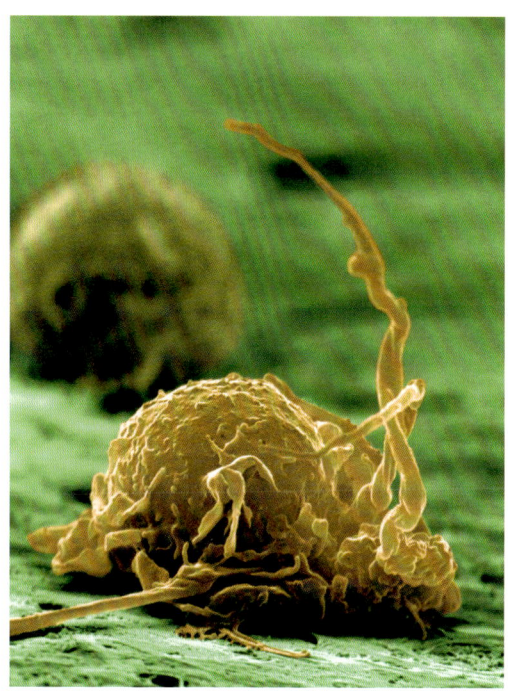

Fresszellen spielen eine wichtige Rolle im Immunsystem. Sie beseitigen Krankheitserreger, die in den Körper eindringen.

Wenn Sie an häufigen Infektionen leiden, ist es deshalb wichtig zu überlegen, ob ein Nährstoffmangel vorliegen könnte. Ein entsprechender Mangel macht sich dort auch besonders früh bemerkbar, da manche Vitamine und Mineralstoffe in Immunzellen angereichert sind; dies gilt insbesondere für Vitamin C und E sowie für Zink. Eine gute Versorgung mit diesen Mikronährstoffen ist deshalb für eine intakte Immunabwehr unerlässlich. Eine über den Bedarf hinausgehende Zufuhr hat jedoch keine weitere Verbesserung des Immunsystems zur Folge.

Gesundes für die Darmflora

Der Verdauungstrakt spielt eine wesentliche Rolle beim Aufbau eines funktionierenden Immunsystems. Denn eine gesunde Darmflora trägt maßgeblich zur Körperabwehr bei. Das darmassoziierte Immunsystem fungiert sozusagen als Schutzschild vor schädlichen Keimen.

SO STÄRKEN SIE IHRE DARMFLORA

Der Dickdarm ist mit verschiedenen Bakterien (wie Milchsäurebakterien) besiedelt, die eine Vermehrung und Ausbreitung von krank machenden Keimen verhindern. Rund 80 Prozent aller immunwirksamen Zellen befinden sich im Darm. Ist die normale Darmflora gestört, zum Beispiel nach der Einnahme von Antibiotika, und fehlen die nützlichen Bakterien zur Stabilisierung des darmassoziierten Immunsystems, können schädliche Mikroorganismen auch anderswo im Körper nicht mehr so schnell erkannt und bekämpft werden. Eine gesunde Darmflora ist somit eine wichtige Voraussetzung für unseren Immunschutz. Essen Sie daher reichlich Ballaststoffe aus Getreide, Hülsenfrüchten, Obst und Gemüse, denn sie erhalten die gesunde Darmflora aufrecht. Auch Joghurt, Sauermilchprodukte wie Buttermilch und Dickmilch, Sauerkraut und milchsauer eingelegte Gemüsesorten unterstützen das normale Wachstum der Milchsäurebakterien.

Diese Funktion können Sie effektiv durch Ballaststoffe unterstützen, die zum Teil von körperfreundlichen Bakterien im Darm verstoffwechselt werden. Die dabei entstehenden Abbauprodukte fördern die Barrierefunktion der Dickdarmschleimhaut. Zu diesen sogenannten Präbiotika zählen die in verschiedenem Gemüse und Obst enthaltenen löslichen Ballaststoffe wie Oligofruktose und Inulin. Sie sind vor allem in Chicorée, Artischocken, Spargel, Schwarzwurzel, Topinambur und Roggen enthalten. Eine hohe Zufuhr dieser Stoffe fördert die Immunabwehr, da sie zum einen die Besiedelung des Darms mit günstigen Keimen fördern. Zum anderen stärken sie zusätzlich durch Um- und Abbauprodukte dieser Substanzen direkt die Abwehrkräfte.

Die Art und Menge der im Darm vorhandenen Mikroorganismen beeinflusst das Immunsystem erheblich. Normale, gesunde Bakterien, die den Darm besiedeln, schützen vor schädlichen Bakterien und entgiften toxische Substanzen. Viele dieser günstigen Bakterien, wie zum Beispiel Milchsäurebakterien, können Sie mit der Nahrung aufnehmen (siehe GU-Erfolgstipp oben). So schützen Sie Ihre Darmflora auf natürliche Weise und stärken Ihre Abwehrkräfte.

Omega-3-Fettsäuren versus Arachidonsäure

Ist das Immunsystem aktiv, entstehen manchmal Überreaktionen, die lokale Entzündungsprozesse fördern. Normalerweise sind Entzündungsreaktionen ein wichtiger Teil unseres Abwehrsystems. Laufen diese Reaktionen aber bereits ohne erkennbaren äußeren Anlass ab, so spricht man von einer unspezifischen allgemeinen Aktivierung des Entzündungsprozesses. Hierdurch kann es zu Schäden kommen, die inzwischen als Mitverursacher verschiedener Krankheiten angesehen werden. Dazu gehören beispielsweise Erkrankungen von Herz oder Gefäßen, neurodegenerative Erkrankungen, Diabetes oder Rheuma. Im Verlauf der Entzündungsreaktion kommt es zur Produktion verschiedener Transmitter, die die typischen Entzündungssymptome hervorrufen. Ausgangsstoff für diese Substanzen ist eine bestimmte Fettsäure, die wir auch mit der Nahrung zu uns nehmen: die Arachidonsäure. Ein hoher Anteil dieser Omega-6-Fettsäure (siehe Seite 24) ist hauptsächlich in Fleisch und tierischen Fetten enthalten. Umfangreiche Untersuchungen der letzten Jahre haben gezeigt, dass Sie mit einer Ernährung, die reich an den lebenswichtigen Omega-3-Fettsäuren ist, Arachidonsäure verdrängen und den überschießenden Entzündungsprozess eindämmen können. Omega-3-Fettsäuren kommen hauptsächlich in Fischölen vor.

BETAGLUCANE IN HEFE AKTIVIEREN DAS IMMUNSYSTEM

Unser Immunsystem ist darauf angelegt, häufig vorkommende Mikroorganismen schnell und wirksam zu beseitigen. Dazu ist die Anwesenheit sogenannter Betaglucane nötig. Wenn diese Moleküle sich an spezifische Rezeptoren von Immunzellen binden, aktiviert dies die Bereitschaft der Immunzellen, eindringende Viren oder Bakterien sofort zu zerstören. Durch den heute üblichen hohen Hygienestandard sind Lebensmittel kaum noch mit Mikroorganismen besiedelt, die Betaglucane enthalten – etwa Hefepilze auf der Schale von Obst. Fehlen diese Mikroorganismen, können banale Infekte häufiger zu Erkrankungen führen. Betaglucane sind jedoch Bestandteil von normaler Bäcker- oder Bierhefe und von Pilzen. Der tägliche Verzehr von Hefe, Hefeprodukten und Pilzen unterstützt daher Ihr Immunsystem.

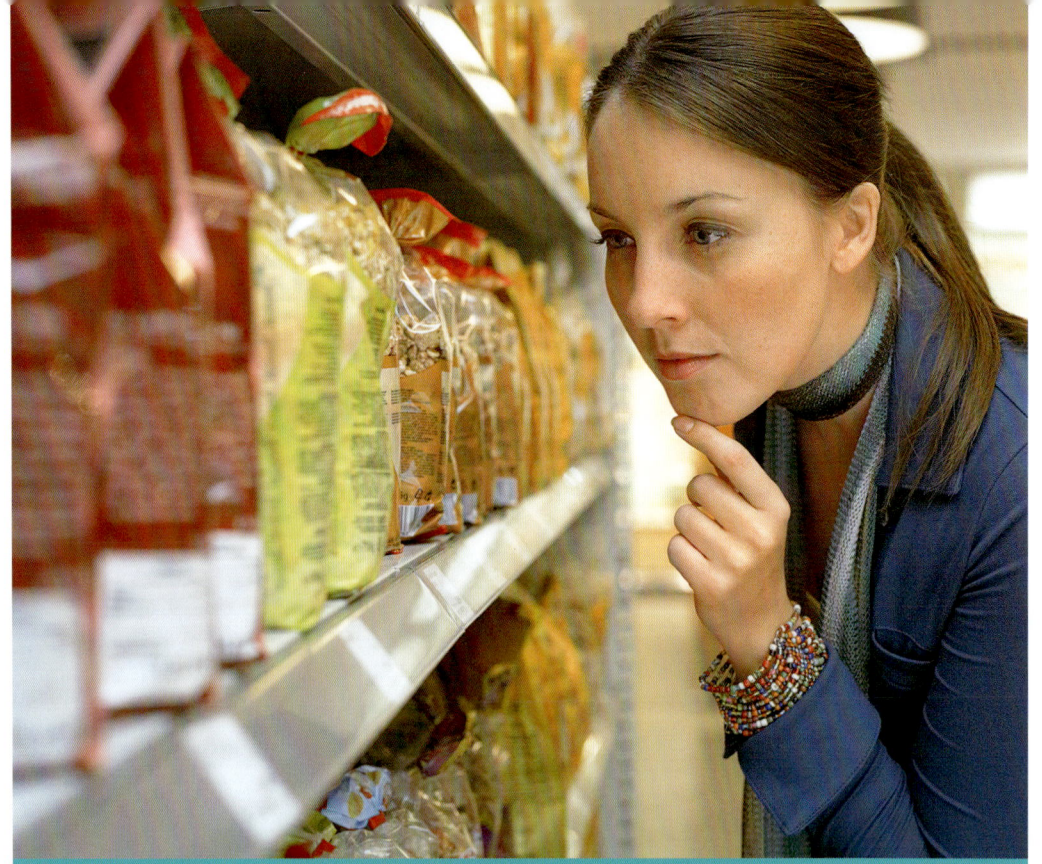

Das clevere
Ernährungsprogramm

Eine ausgewogene Ernährung mit qualitativ hochwertigen, intelligenten Lebensmitteln ist für Ihre Gesundheit unabdingbar, denn sie versorgt Sie mit allen notwendigen Nährstoffen. So bekommt Ihr Körper alles, was er braucht, und Sie fühlen sich fit und leistungsfähig. Dabei ist gesunde und leckere Ernährung ziemlich einfach. Am besten orientieren Sie sich schon beim Einkauf künftig an unseren Lebensmitteltabellen. Damit sind Sie schon ein gutes Stück weiter in Sachen gesunder Lebensführung.

Gezielt einkaufen

Achten Sie beim Einkauf stets auf frische, unverarbeitete Lebensmittel und bereiten Sie Ihr Essen möglichst immer frisch zu. So bleiben die natürlichen Vitalstoffe erhalten, die Ihren Körper optimal mit Nährstoffen versorgen.

Natürlich können Sie, gerade wenn es einmal schnell gehen soll, auch auf Tiefkühlprodukte wie Obst, Gemüse, Kräuter, Fisch und Meerestiere zurückgreifen. Durch das rasche Tiefkühlen bleibt die Qualität erhalten und Nährstoffverluste sind sehr gering. Tiefkühlobst und -gemüse sind zudem das ganze Jahr über erhältlich und somit unabhängig von der Saison. Wählen Sie jeweils die pure Variante, das heißt ungewürzte Lebensmittel ohne Saucen oder andere Zutaten.

Der tägliche Speiseplan: Kombinieren erwünscht!

Natürlich können Sie Ihre Lieblingslebensmittel, die sich nicht auf den Spitzenplätzen der Tabellen befinden, auch weiterhin verzehren. Wenn Sie gern Nudeln essen, bevorzugen Sie aber möglichst die Soja- oder Vollkornvariante. Und wenn Sie sich dazu eine Gemüsesauce zubereiten, tauschen Sie einfach ein weniger gutes Gemüse wie Zucchini gegen ein hochwertiges wie den Brokkoli. Oder Sie mischen beide Gemüse unter die Sauce. Auf dieselbe Weise können Sie auch mit den anderen Lebensmittelgruppen verfahren.

Generell sollten Sie pro Mahlzeit mindestens zwei Lebensmittel aus einem der oberen Tabellenränge wählen. So können Sie sicher sein, dass Sie sich rundum gesund ernähren und Ihr Körper alle wichtigen Nährstoffe bekommt, die er für seine Leistungsfähigkeit benötigt.

TIPP

Bei haltbaren Lebensmitteln wie Getreideprodukten, Hülsenfrüchten und pflanzlichen Ölen können Sie die Spitzenreiter der Tabellen bequem auf Vorrat kaufen. So haben Sie die intelligenten Lebensmittel für jede Mahlzeit sofort zur Hand.

Basics für ein gesundes Leben

Eine kurze Übersicht über die wichtigsten Ernährungsregeln haben Sie bereits auf Seite 39 bekommen. Hier finden Sie einige zusätzliche Informationen über die verschiedenen Lebensmittelgruppen und ihre jeweilige Rolle bei einer gesunden und intelligenten Ernährung.

Obst und Gemüse: frisch und knackig

Verzehren Sie täglich fünf Portionen Obst und Gemüse, um Ihren Körper ausreichend mit Vitalstoffen zu versorgen. Im Idealfall sind dies drei Portionen Gemüse und zwei Portionen Obst. Eine Handvoll entspricht übrigens einer Portion; so lässt sich die Menge vom Kleinkind bis zum Erwachsenen ganz einfach berechnen. Integrieren Sie verschiedene Obst- und Gemüsesorten möglichst abwechslungsreich in Ihren Speiseplan, ob als Zwischenmahlzeit, Beilage oder auch Saft. Je frischer und knackiger, desto mehr Vitalstoffe sind darin enthalten.

Getreide: komplexe Kohlenhydrate

Besonders empfehlenswert für Ihren Speiseplan sind Getreideprodukte, die hauptsächlich aus langkettigen Kohlenhydraten, also aus viel Stärke und wenig Zucker, bestehen und einen niedrigen glykämischen Index (siehe ab Seite 17) haben. Diese lassen den Blutzuckerspiegel nicht so schnell ansteigen und der Sättigungseffekt hält länger vor. Bevorzugen Sie deswegen bei den Getreideprodukten wie Mehl, Brot, Nudeln oder Reis die Vollkornvarianten. Sie enthalten neben den sättigenden Kohlenhydraten Ballaststoffe, Vitamine, Mineralstoffe und Spurenelemente. Probieren Sie auch einmal die unbekannteren Getreidesorten wie Amaranth, Quinoa, Hirse, Gerste oder Grünkern. Diese lassen sich vielfältig verwenden – ob als Suppeneinlage, Salat, Beilage oder Hauptgericht.

Pflanzliches Eiweiß

Auch bei den Hülsenfrüchten wird die Vielfalt groß geschrieben. Bohnen, Linsen und Erbsen sind sehr nährstoffreich. Sie enthalten doppelt so viel Eiweiß wie Getreide, machen lange satt und sind mit Ausnahme der Sojabohne fettarm. Hülsenfrüchte liefern viele Vitamine und Mineralstoffe – ebenso wie die Sprossen der Hülsenfrüchte. Durch ihren hohen Gehalt an Ballaststoffen regen sie die Darmtätigkeit an. Bei manchen Menschen kann eine größere Menge verzehrter Hülsenfrüchte allerdings für Unwohlsein sorgen. Insbesondere Bohnen enthalten einen Stoff, der die Koh-

GU-ERFOLGSTIPP

BEERENOBST EINFRIEREN

Beeren aus Freilandanbau liefern eine große Menge an Antioxidanzien. Da sich Beerenobst nach der Ernte aber nur für kurze Zeit hält, sollten Sie alles, was Sie nicht gleich verzehren, einfrieren. So können Sie die bunten Früchte auch außerhalb der Saison genießen und sich und Ihre Familie mit wertvollen Antioxidanzien versorgen.

lenhydratverdauung hemmt. Gelangen diese Kohlenhydrate in größerer Menge in den Dickdarm, werden sie dort von Bakterien zersetzt. Das dabei entstehende CO_2 ist die Ursache der dann auftretenden Blähungen.

Generell sollte man Hülsenfrüchte niemals roh essen, da sie im ungekochten Zustand Lektine enthalten; diese Eiweiße können schwere Darmentzündungen auslösen. Achten Sie deshalb darauf, dass Sie Hülsenfrüchte immer mindestens 15 Minuten kochen.

Tierisches Eiweiß

Tierische Lebensmittel erweitern die Vielfalt auf Ihrem Speiseplan ebenfalls und sind wichtig für eine ausgewogene Ernährung.

> **Milch, Milchprodukte und Käse** sind eine wichtige Eiweißquelle. Milchprodukte wie Joghurt, Quark, Sahne, Kefir, Buttermilch und Käse sollten ruhig abwechslungsreich in verschiedenen Sorten auf dem täglichen Speiseplan stehen. Käse versorgt Sie dabei mit wichtigen Vitaminen und Mineralstoffen, vor allem mit viel wertvollem Kalzium.

> **Rotes Fleisch** enthält viele wertvolle Inhaltsstoffe, darunter gut verfügbares Eisen (der Körper kann es besser aufnehmen als Eisen aus pflanzlichen Produkten) und Zink sowie die Vitamine B_1, B_6 und B_{12}. Zwei Fleischgerichte pro Woche (einschließlich Geflügelfleisch) sind ausreichend, dann aber am besten von wirklich guter Qualität.

> **Geflügelfleisch** enthält genauso viel Eiweiß wie rotes Fleisch. Der Fettgehalt variiert je nach Geflügelart, dabei sind Gans und Ente fetthaltiger als Huhn oder Pute. Auch die einzelnen Geflügelteile haben einen unterschiedlichen Fettgehalt. So ist beispielsweise Brustfleisch magerer, Schenkelfleisch dagegen fetthaltiger.

> **Hühnerei** liefert wertvolles Eiweiß, das vom Körper komplett umgewandelt und verwertet werden kann. Außerdem enthalten Eier reichlich Vitamine und Mineralstoffe. Ein Ei pro Tag ist also durchaus in Ordnung (siehe auch Seite 80).

> **Wurstprodukte** sollten in Ihrem Speiseplan ebenfalls nicht fehlen. Wechseln Sie ruhig zwischen verschiedenen Sorten, von

TIPP

Um Blähungen vorzubeugen, sollten Sie Kümmel, Kreuzkümmel, Fenchel, Dill oder Koriander ins Essen geben. Die pflanzlichen Wirkstoffe in diesen Kräutern zerteilen die Gasblasen im Darm, sodass keine Blähungen auftreten.

TIPP

Prinzipiell werden tierische Eiweiße besser vom Körper aufgenommen als pflanzliche. Am besten versorgt sind Sie, wenn Sie tierische und pflanzliche Eiweiße kombinieren, zum Beispiel Fleisch mit Bohnen (Chili con Carne) oder Vollkornbrot mit Käse.

der fettarmen Geflügelmortadella bis hin zu gehaltvolleren Sorten wie Leberwurst, Teewurst oder Salami.

> **Fische** haben einen hohen Gehalt an besonders günstigen Omega-3-Fettsäuren und liefern Vitamine und Mineralstoffe. Integrieren Sie Fisch ruhig häufiger in Ihren Speiseplan – mindestens zweimal pro Woche.

> **Meeresfrüchte** gehören ebenfalls zu einer gesunden, abwechslungsreichen Ernährung. Sie sind meist kalorienarm und liefern zudem reichlich wertvolles Eiweiß. Krustentiere enthalten neben Eiweiß viele Vitamine und Mineralstoffe, Schal- und Weichtiere sind reich an Eiweiß und Mineralstoffen und enthalten wenig Fett.

Süße Genüsse

Auch auf Süßigkeiten müssen Sie nicht verzichten. Lebensmittel lassen sich nicht grundsätzlich in Gut und Schlecht einteilen, auf die Kombination und das richtige Maß kommt es an. Da kann hin und wieder auch mal ein Stückchen Schokolade dabei sein.

Was Zucker betrifft, so ist die Zusammensetzung von braunem und weißem Zucker fast identisch. Brauner Zucker erhält seine Farbe durch karamellartige Sirupe aus der Zuckerrübe oder dem Zuckerrohr – er wird nicht künstlich gefärbt. Am gesündesten sind Sirup und der braune Rohzucker aus dem Saft von Zuckerrohr oder Zuckerrüben, er enthält noch alle Mineralstoffe. Probieren Sie doch einmal Zuckerrübensirup als süßen Brotaufstrich!

Richtig würzen und zubereiten

Generell ist es wichtig, bei der Zubereitung auf möglichst frische Lebensmittel zurückzugreifen. Bei niedrigen Temperaturen schonend gegart, bleiben sowohl die Nährstoffe als auch der ursprüngliche Geschmack erhalten.

> Frische Kräuter sind unglaublich vielseitig und verbessern den Geschmack vieler Speisen. Sie sind kalorienarm und enthalten

KAKAO

Kakaomasse entsteht aus gerösteten und gemahlenen Kakaobohnen. Diese Masse wird stärker oder schwächer entölt, das heißt Kakaobutter herausgepresst und gesiebt. Schwach entöltes Kakaopulver enthält 20 bis 22 Prozent Kakaobutter und wird für Kakaogetränke verwendet. Stark entöltes Kakaopulver (10 bis 20 Prozent) eignet sich zum Backen. Meiden Sie Instantpulver und fertige Kakaogetränke – sie sind gewöhnlich zu stark gezuckert. Die gesündere Variante können Sie leicht selbst zubereiten: mit 200 Milliliter Milch, einem Teelöffel Kakaopulver und einem Teelöffel Zucker.

wertvolle Inhaltsstoffe wie Vitamine, Mineralstoffe und sekundäre Pflanzenstoffe. Um die volle Würzkraft und die Vitalstoffe zu bewahren, sollten Sie Kräuter aus Freilandanbau verwenden und frisch verarbeiten. Benutzen Sie Kräuter ruhig großzügig, so können Sie von den wertvollen Inhaltsstoffen profitieren.

> Gewürze zeichnen sich nicht nur durch ihren intensiven Geschmack aus, sondern auch durch die Wirkung ihrer ätherischen Öle und Bitterstoffe. Fast alle regen den Appetit und die Verdauung an. Anis, Fenchel und Kümmel beruhigen einen gestressten Magen, scharfe Gewürze wie Chili, Paprika oder Ingwer fördern die Durchblutung.

> Kochsalz hat einen großen Einfluss auf den Säure-Basen-Haushalt. Die Regulationsmechanismen der Nieren werden dadurch negativ beeinflusst. Reduzieren Sie daher Ihre tägliche Kochsalzzufuhr auf maximal sechs Gramm; das entspricht in etwa einem Teelöffel. Bevorzugen Sie stattdessen Kräuter und Gewürze.

GU-ERFOLGSTIPP

ÖLE UND FETTE

Verwenden Sie bevorzugt pflanzliche Öle mit einem großen Anteil an ungesättigten Fettsäuren. Wegen der unterschiedlichen Fettsäurezusammensetzung der Öle wechseln Sie am besten zwischen mehreren Sorten. Auch Nüsse und Samen liefern viele wertvolle Fettsäuren. Variieren Sie auch hier die Sorten. Verwenden Sie ausschließlich kaltgepresste Öle. Diese enthalten den größtmöglichen Anteil an Vitalstoffen.

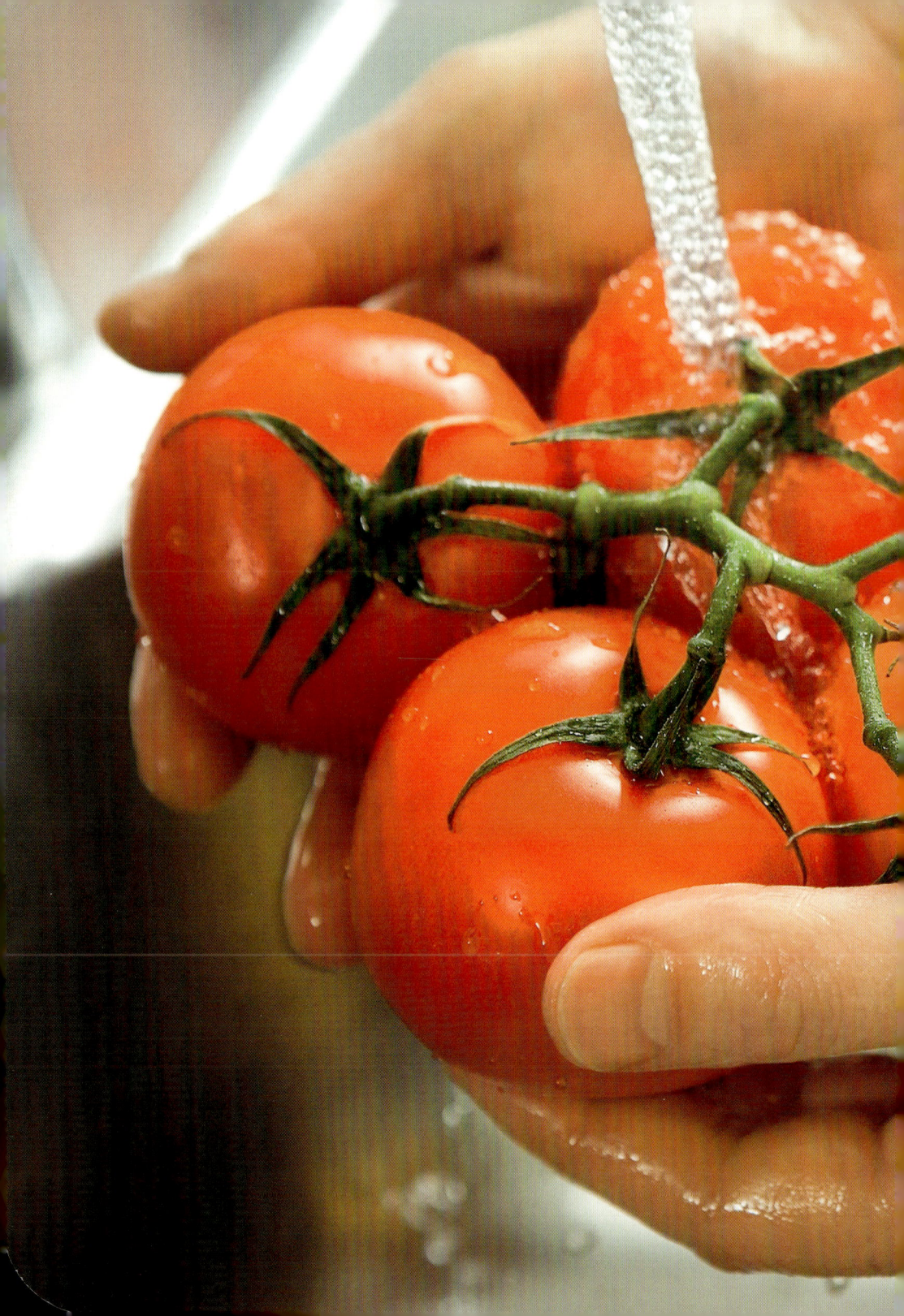

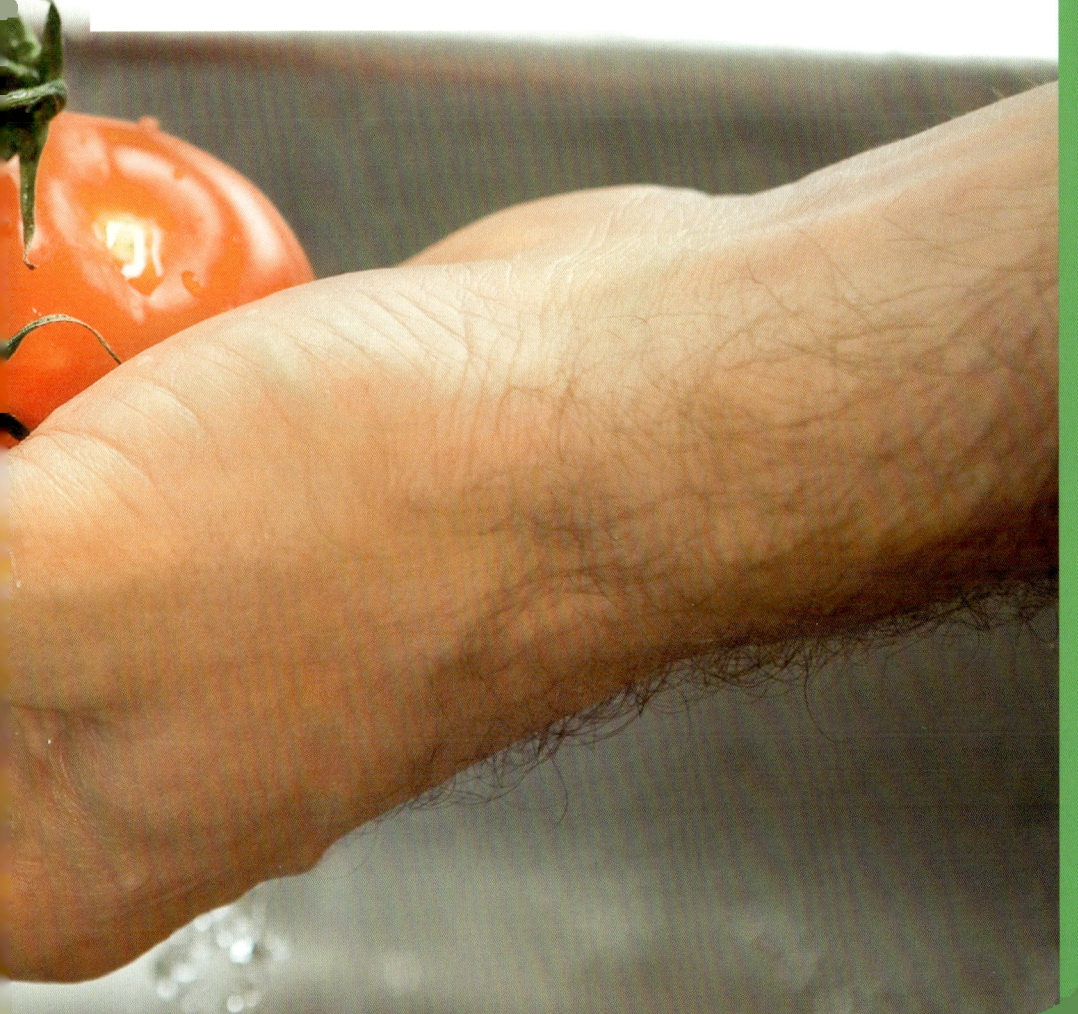

GENIESSEN SIE MIT KÖPFCHEN

Hinein ins Kochvergnügen! Probieren Sie unsere Rezepte aus, die Sie optimal mit allen Nährstoffen versorgen. Sie sind vielseitig und lassen sich mühelos zubereiten.

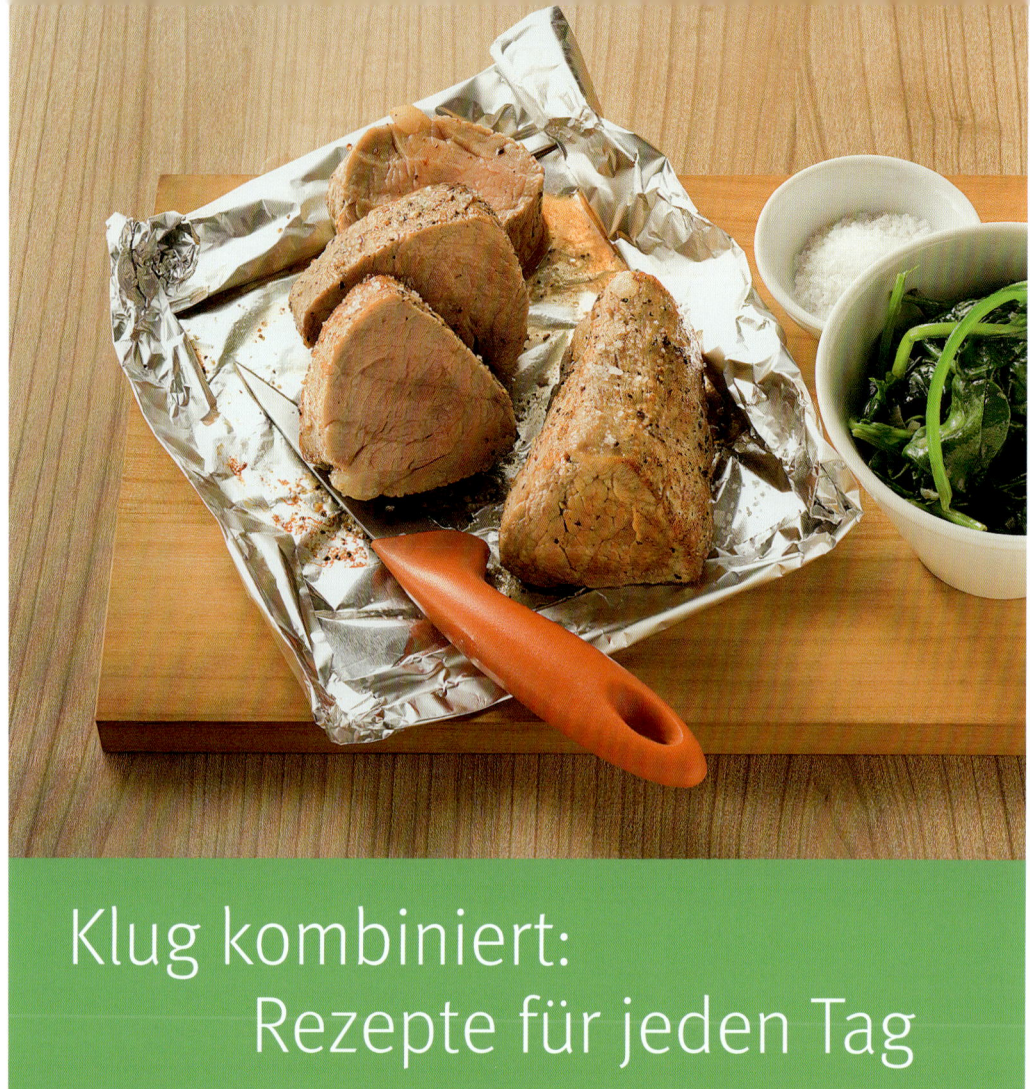

Klug kombiniert:
Rezepte für jeden Tag

Wie wichtig eine gute Auswahl an Lebensmitteln für Ihre Gesundheit ist und wie Sie sich künftig nach dem Prinzip des Lebensmittel-IQ ernähren können, haben Sie bereits in den vorherigen Kapiteln erfahren. Hier finden Sie Rezeptvorschläge, wie Sie die empfohlenen Lebensmittel geschickt zusammenstellen und in Ihren Speiseplan integrieren können. So können Sie sicher sein, dass Sie täglich mit der optimalen Kombination an wertvollen Inhaltsstoffen versorgt werden.

Richtig essen – gesünder und vitaler leben

Wie Sie inzwischen wissen, muss Ihre Ernährung alle Organe und Bereiche im Körper mit den notwendigen Nährstoffen versorgen. Doch wegen der unterschiedlichen Aufgaben ist der Nährstoffbedarf in den verschiedenen Körperbereichen nicht immer der gleiche. So müssen die Gelenke und das Bindegewebe anders versorgt werden als das Immunsystem. Damit Sie wissen, welche Inhaltsstoffe für welche Körperbereiche besonders wichtig sind, haben wir die Rezepte entsprechend gekennzeichnet. So können Sie die Funktionen Ihres Körpers gezielt unterstützen.

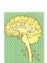

Gehirn und Nerven

Dieses Symbol kennzeichnet alle Rezepte, die Ihre Hirnfunktion und die der Nerven unterstützen. Die wichtigsten Merkmale:

> Niedriger glykämischer Index
> Omega-3-Fettsäuren
> Basen
> Antioxidanzien

Gelenke und Bindegewebe

Rezepte mit diesem Symbol halten Ihre Gelenke beweglich und Ihr Bindegewebe straff. Die wichtigsten Merkmale:

> Vitamin C
> Reichlich Basen
> Omega-3-Fettsäuren

Knochen

Dieses Symbol kennzeichnet alle Rezepte, die knochenstärkende Vitamine, Mineralstoffe und Eiweiß enthalten – die Voraussetzung für lebenslang gesunde Knochen. Die wichtigsten Merkmale:

> Kalzium, Magnesium
> Vitamin D und K
> Pflanzliches Eiweiß und Basen

TIPP

Achten Sie auch auf den Zusatzhinweis am Ende jedes Rezepts. Dort finden Sie die Inhaltsstoffe und Merkmale genannt, die das jeweilige Gericht besonders auszeichnen.

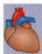 ### Herz und Gefäße

Rezepte mit diesem Symbol haben einen hohen Gehalt an lebenswichtigen Inhaltsstoffen, die Ihr Herz schützen und die Gefäße geschmeidig halten. Die wichtigsten Merkmale:

> Antioxidanzien
> Omega-3-Fettsäuren
> Vitamin B_1, B_2, C und E, Folsäure
> Magnesium

 ### Immunsystem

Rezepte mit diesem Symbol stärken Ihre Abwehr und führen Ihren Zellen die optimale Nährstoffkombination zu. Die wichtigsten Merkmale:

> Vitamin C, E und Zink (bei akuten Infekten)
> Ballaststoffe
> Omega-3-Fettsäuren

Frühstück

Beginnen Sie morgens mit einem Frühstück mit niedrigem glykämischem Index. So sorgen Sie für eine lang anhaltende Sättigung und sind fit und leistungsfähig für den Tag. Wenn Sie zu den Menschen zählen, die morgens gern süß frühstücken, dann kombinieren Sie am besten Milchprodukte wie Joghurt oder Kefir, aber auch Sojaprodukte wie Sojajoghurt, Sojamilch oder Seidentofu mit saisonalen Früchten, die einen niedrigen glykämischen Index haben (siehe ab Seite 17). Für einen Extra-Kick an Omega-3-Fettsäuren verwenden Sie zusätzlich Leinsamen, Weizenkeime und Nüsse. Getreideflocken aus Vollkorn machen das Müsli noch etwas gehaltvoller. Wer es lieber herzhaft mag, hat neben dem klassischen Frühstücksei eine große Auswahl an Käse und Wurst. Als Brotbeilage wählen Sie am besten die Vollkornvariante.

TIPP: Werden Sie kreativ!

Lassen Sie sich von unseren Rezeptvorschlägen inspirieren und bauen Sie Ihren Speiseplan auf der Grundlage unserer Lebensmitteltabellen (siehe ab Seite 43) täglich weiter aus. Mit einer klugen Nahrungsauswahl tragen Sie erheblich zu Ihrem Wohlbefinden, Ihrer Gesundheit und nicht zuletzt zu einer längeren Lebensdauer bei.

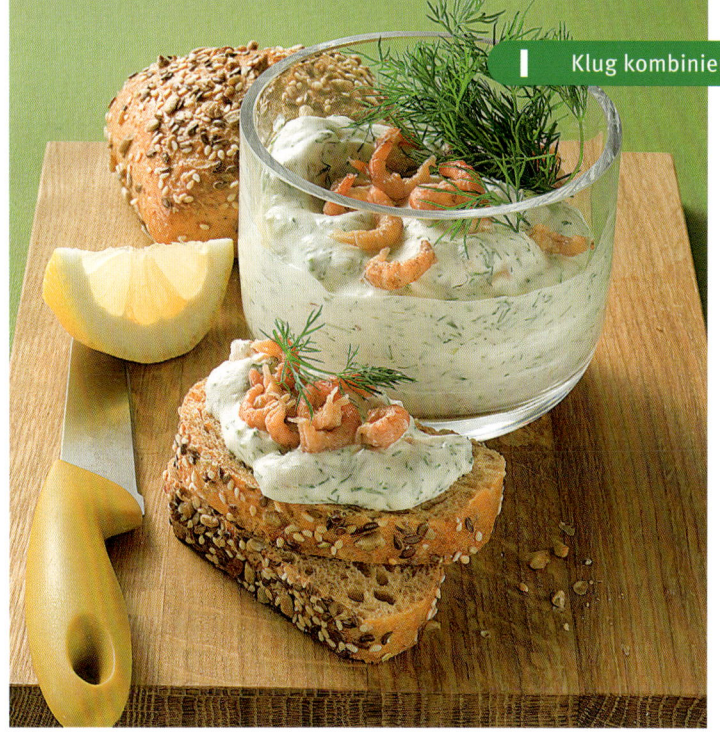

Krabbensalat mit Vollkornbrötchen

Für 2 Portionen

1 Die Krabben kurz abbrausen und abtropfen lassen. Die Zitrone auspressen und den Saft darüberträufeln. Den Dill waschen, trocken schütteln und fein hacken.

2 Die Sahne steif schlagen. Crème fraîche, Krabben, Senf und Dill unterrühren, mit Salz und Pfeffer würzen. Zusammen mit den Vollkornbrötchen servieren.

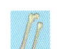   Krabben versorgen Sie mit Eiweiß und B-Vitaminen; Dill liefert reichlich Antioxidanzien; niedriger GI

150 g gegarte Nordseekrabben, 1 Zitrone, 1 Bund Dill
80 g Schlagsahne
80 g Crème fraîche
1 TL scharfer Dijon-Senf
Salz, frisch gemahlener Pfeffer
2 Vollkornbrötchen

Dinkelbrötchen mit Münsterkäse

Für 2 Portionen

1 Zwiebel häuten und in feine Ringe schneiden. Dinkelbrötchen halbieren und mit Butter bestreichen. Jede Hälfte mit einem Salatblatt und einer Scheibe Münsterkäse belegen. Mit Pfeffer und Paprikapulver würzen.

2 Die Dinkel-Käse-Brötchen mit den Zwiebelringen und dem Schnittlauch garnieren.

3 Radieschen putzen, waschen und zu den Brötchen servieren.

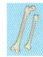   Eiweiß-Kick dank Münsterkäse; Schnittlauch und Radieschen liefern dazu reichlich Vitamin C; niedriger GI

1 rote Zwiebel
2 Dinkelbrötchen, 10 g Butter
4 Blätter Kopfsalat
4 Scheiben Münsterkäse
frisch gemahlener Pfeffer
Paprikapulver, edelsüß
1 EL Schnittlauchröllchen
8 Radieschen

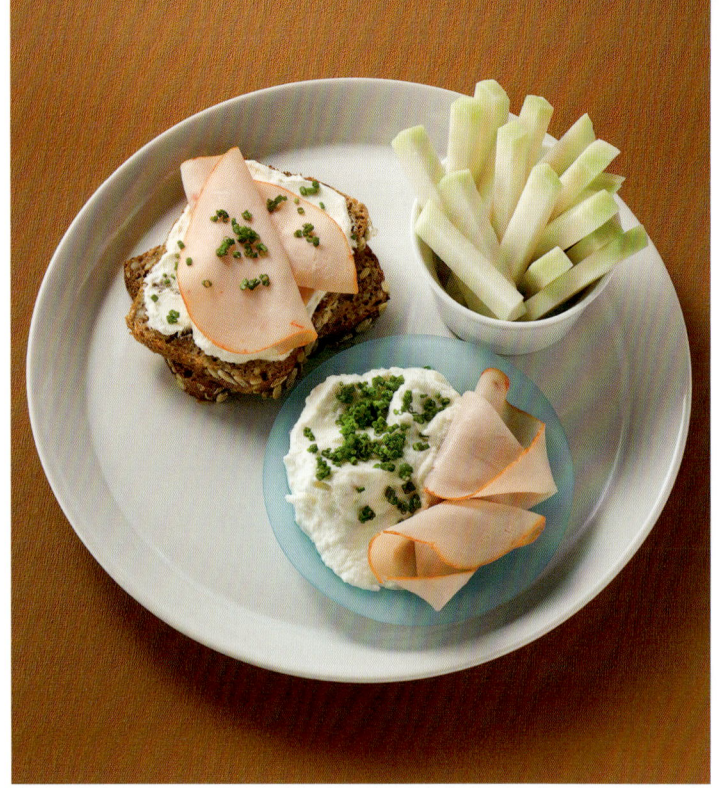

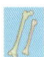

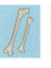

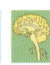

Für 2 Portionen
150 g Magerquark
2 EL frisch geriebener
Meerrettich, Salz
frisch gemahlener Pfeffer
4 Scheiben Vollkornbrot
4 Scheiben Putenbrust
2 EL Schnittlauchröllchen
1 Kohlrabi

Vollkornbrot mit Meerrettichquark und Putenbrust

1 Magerquark mit Meerrettich verrühren. Mit Salz und Pfeffer würzen. Die Vollkornbrotscheiben mit dem Quark bestreichen.

2 Jeweils eine Putenbrustscheibe auf die bestrichenen Brote geben und mit Schnittlauch garnieren.

3 Kohlrabi putzen, schälen und in Sticks schneiden. Mit dem Vollkornbrot servieren.

 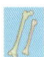 Vitamin-C-Power durch frischen Meerrettich; Pute liefert dazu hochwertiges Eiweiß; niedriger GI

Für 2 Portionen
4 Scheiben Roggenknäcke
4 TL Erdnussmus
(aus dem Bio-Markt)
4 Scheiben Tilsiter
2 TL Sprossen
frisch gemahlener Pfeffer
1 gelbe Paprika

Roggenknäcke mit Tilsiter und Erdnussmus

1 Die Knäckebrotscheiben mit Erdnussmus bestreichen. Tilsiter auf die Scheiben legen und Sprossen darüber verteilen. Mit Pfeffer würzen.

2 Die Paprika putzen, waschen und in Streifen schneiden. Zum Roggenknäcke servieren.

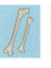 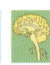 Erdnussmus hat im Gegensatz zu Erdnussbutter einen niedrigen GI; Paprika sorgt für Vitamin-C-Power; Sprossen liefern die Extraportion Antioxidanzien und Basen

Buchweizen-Pancakes mit Blaubeeren

Für 2 Portionen

1 Ei, 60 g Buchweizenmehl
60 g Haferschrot
1 TL Backpulver, Salz
½ l Buttermilch
1 EL Rapsöl
125 g Blaubeeren
nach Geschmack Ahorn-sirup

1 Das Ei trennen und das Eiweiß in einem hohen Gefäß steif schlagen. In einer kleinen Schüssel das Eigelb, Buchweizenmehl, Haferschrot, Backpulver, Salz und Buttermilch mit dem Rührgerät vermischen. Das Eiweiß vorsichtig unterheben.

2 In eine beschichtete Pfanne Öl träufeln, je Pfannkuchen 1 EL Teig hineingeben. Die etwa handtellergroßen Pfannkuchen wenden, wenn die Unterseite leicht braun ist.

3 Mit Blaubeeren und nach Geschmack mit Ahornsirup servieren.

 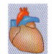 Sattmacher Buchweizen ist reich an B-Vitaminen; Rapsöl versorgt Sie mit Omega-3-Fettsäuren; Blaubeeren wirken antioxidativ; niedriger GI

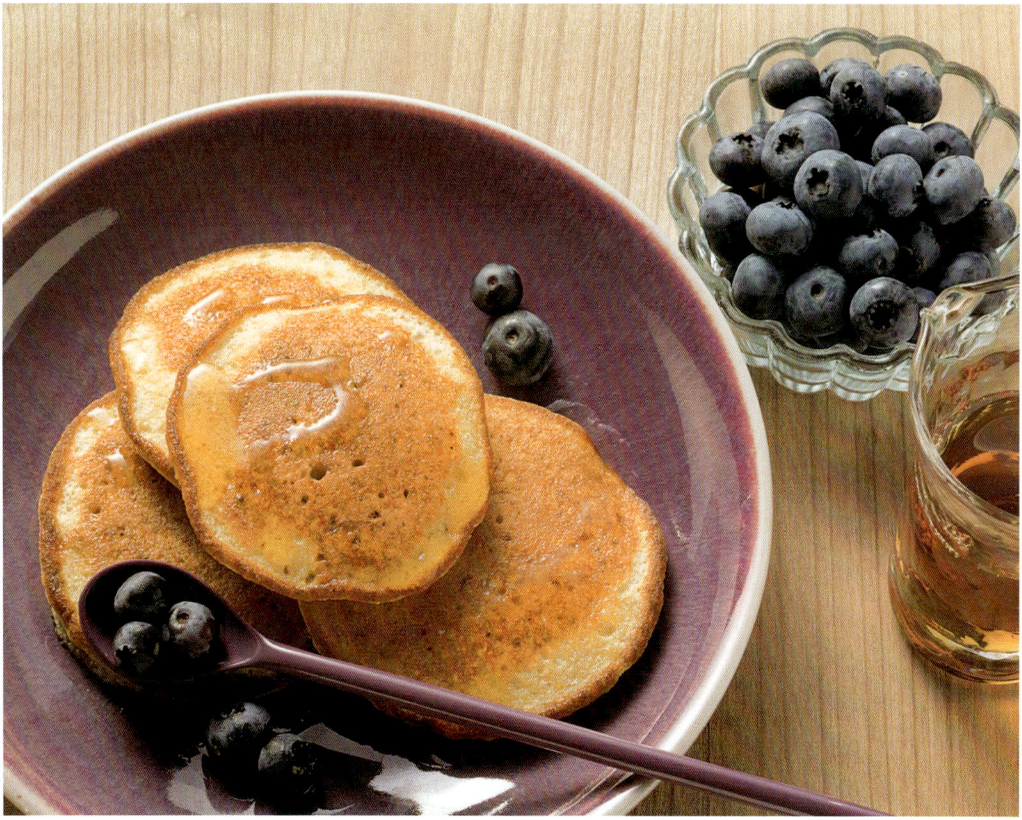

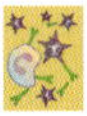

Mohn-Vanille-Quark

Für 2 Portionen
1 Vanilleschote
150 g Magerquark
125 g Joghurt (3,5 % Fett)
2 EL Ahornsirup
4 getrocknete Aprikosen
2 TL Mohn
2 TL Sonnenblumenkerne

1 Mit einem scharfen Messer die Vanilleschote aufschlitzen und das Mark herauskratzen. Das Mark mit Quark, Joghurt und Ahornsirup verrühren. Die getrockneten Aprikosen klein schneiden und untermischen.
2 Auf zwei Schälchen verteilen und mit Mohn und Sonnenblumenkernen bestreuen.

  Mohn und Sonnenblumenkerne sind Top-Magnesiumspender; stark basisch durch getrocknete Aprikosen; niedriger GI

Brombeermüsli

Für 2 Portionen
300 g Brombeeren
250 g Joghurt (3,5 % Fett)
2 TL Ahornsirup
6 EL Roggenflocken
2 EL gehackte Haselnüsse

1 Zwei Drittel der Brombeeren mit einem Stabmixer zerkleinern. Mit Joghurt, Ahornsirup und Roggenflocken vermischen und einige Minuten ziehen lassen.
2 In zwei Schalen anrichten, mit den restlichen Beeren und Haselnüssen garnieren.

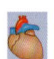 Fitmacher durch antioxidanzienreiche Beeren; Roggen liefert Ballaststoffe; Haselnüsse sind reich an Vitamin E und Magnesium; niedriger GI

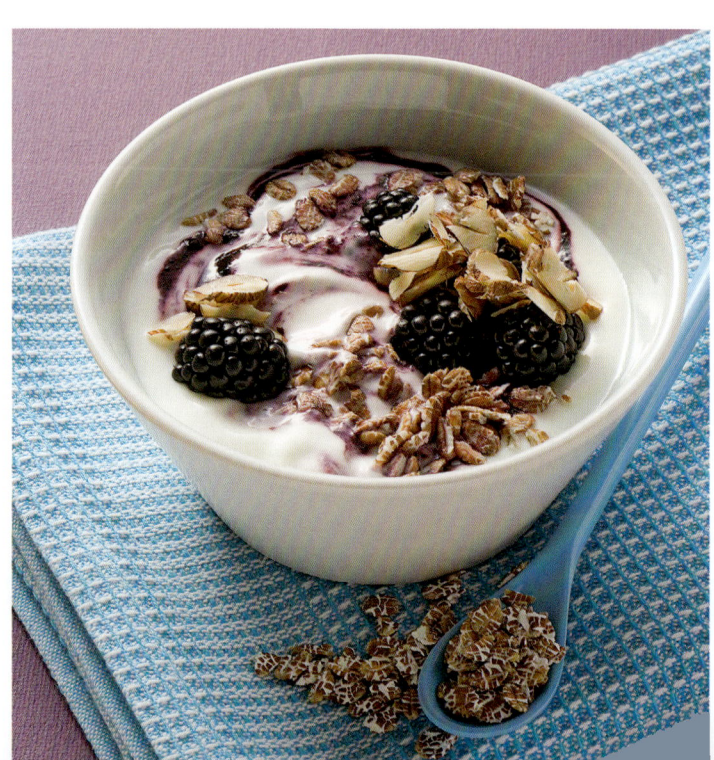

Amaranth-Joghurt

1 Papaya schälen, halbieren, entkernen und in kleine Würfel schneiden. In einer Schüssel mit Joghurt und Vollfrucht-Hagebutten verrühren und auf zwei Schälchen aufteilen. Mit Amaranth und Pistazienkernen garnieren.

 Hagebutten und Papaya sind Vitamin-C-Bomben; Pistazien sorgen für reichlich Antioxidanzien; Amaranth liefert hochwertiges Eiweiß und reichlich Magnesium

Für 2 Portionen

1 Papaya, 300 g Joghurt (1,5 % Fett), 4 EL Vollfrucht-Hagebutten (aus dem Bio-Markt oder Reformhaus)
4 EL Amaranth, gepoppt und ungesüßt, 2 TL gehackte Pistazienkerne

Holunder-Tofu mit Beeren

1 Holunderbeersaft mit Sojamilch verrühren. Tofu würfeln, damit übergießen und kurz ziehen lassen.
2 In zwei Schälchen verteilen. Mit Ahornsirup beträufeln, Beeren und Nüsse darüberstreuen.

 Tofu und Sojamilch enthalten hochwertiges pflanzliches Eiweiß; Beeren und Pecannüsse liefern dazu geballte Antioxidanzien-Power

Für 2 Portionen

50 ml Holunderbeersaft
4 EL Sojamilch, 150 g Tofu
3 bis 4 EL Ahornsirup
300 g gemischte Beeren, etwa Himbeeren, Brombeeren, Heidelbeeren
2 EL Pecannüsse, gehackt

Für 2 Portionen
4 EL Vollfrucht-Sanddorn-
beere (aus dem Bio-Markt
oder Reformhaus)
500 ml Kefir, 1 Banane
2 TL Ahornsirup

Sanddorn-Kefir

1 Vollfrucht-Sanddornbeeren und Kefir in einen Mixer geben. Die Banane schälen und mit dem Ahornsirup hinzufügen.

2 Alle Zutaten im Mixer pürieren und sofort servieren.

 Reich an Magnesium, Kalzium und Eiweiß; Sanddorn gehört außerdem zu den Top-Vitamin-C-Lieferanten

Für 2 Portionen
1 TL grüner Tee
150 g tiefgekühlte Erd-
beeren, 150 g tiefgekühlte
Heidelbeeren
2 TL Ahornsirup
150 g Joghurt (1,5 % Fett)

Grüner-Tee-Beeren-Smoothie

1 Grünen Tee mit 150 ml heißem Wasser übergießen und 3 Minuten ziehen lassen. Durch ein Sieb gießen und abkühlen lassen.

2 Die tiefgekühlten Beeren mit Ahornsirup und grünem Tee in einem Mixer pürieren und sofort servieren.

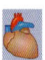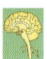 Dank Beeren und grünem Tee reich an Antioxidanzien; Joghurt sorgt zudem für Eiweiß und Kalzium

Für 2 Portionen
1 Zitrone
8 Datteln
150 g Seidentofu
½ l Sojamilch
¼ TL Zimt

Dattel-Soja-Trunk

1 Die Zitrone auspressen, die Datteln entkernen.

2 Alle Zutaten mit dem Zitronensaft in den Mixer geben, pürieren und sofort servieren.

 Datteln sind hervorragende Basenlieferanten; Soja liefert reichlich Eiweiß; Zimt sorgt für den Kick Antioxidanzien

Hauptgerichte

Für Hauptgerichte steht Ihnen eine Vielzahl an tierischen Lebensmitteln wie Fleisch, Fisch und Meeresfrüchte zur Verfügung. Um eine optimale Versorgung mit Omega-3-Fettsäuren zu garantieren, sollten Sie mindestens zweimal in der Woche Fisch essen. Zum Braten verwenden Sie je nach Vorliebe tierische oder pflanzliche Fette. Die Säurelast von tierischem Eiweiß können Sie ausgleichen, indem Sie größere Mengen von Gemüse oder Salat als Beilage dazu nehmen.

Vegetarier ernähren sich ausgewogen, wenn sie verschiedene Gemüsesorten, Hülsenfrüchte, Getreideprodukte und Omega-3-reiche Öle clever miteinander kombinieren. Gerade bei den Ölen wird Abwechslung groß geschrieben. Für eine Extraportion Antioxidanzien würzen Sie mit reichlich frischen Kräutern.

Kalbsleberstreifen mit Selleriepüree

Für 2 Portionen
½ Sellerieknolle
3 EL Butter
⅛ l Gemüsebrühe
Salz, 3 EL Sahne
frisch gemahlener Pfeffer
Muskatnuss
250 g Kalbsleber
 2 Zwiebeln
1 EL frischer Majoran

1 Den Sellerie waschen, schälen und in grobe Würfel schneiden. In einem Topf 1 EL Butter erwärmen und den Sellerie darin andünsten. Gemüsebrühe angießen, salzen und etwa 15 Minuten weich kochen. Sahne zugeben und mit dem Mixstab pürieren. Mit Salz, Pfeffer und Muskatnuss würzen.

2 Inzwischen die Leber putzen und in 1 cm dicke Streifen schneiden. Zwiebeln putzen, häuten und in feine Streifen schneiden. In einer Pfanne 1 EL Butter erwärmen, die Zwiebelstreifen darin bräunen und mit Salz, Pfeffer und Majoran würzen. Auf einen Teller geben und beiseitestellen.

3 Die restliche Butter in die gleiche Pfanne geben und die Leber darin unter Wenden in 2 bis 3 Minuten rosa anbraten, danach leicht salzen und pfeffern. Die Zwiebeln untermischen.

4 Die Kalbsleber mit dem Selleriepüree anrichten und servieren.

  Dank Kalbsleber reich an hochwertigem Eiweiß, B-Vitaminen, Folsäure und Eisen; frischer Majoran liefert dazu Antioxidanzien; niedriger GI

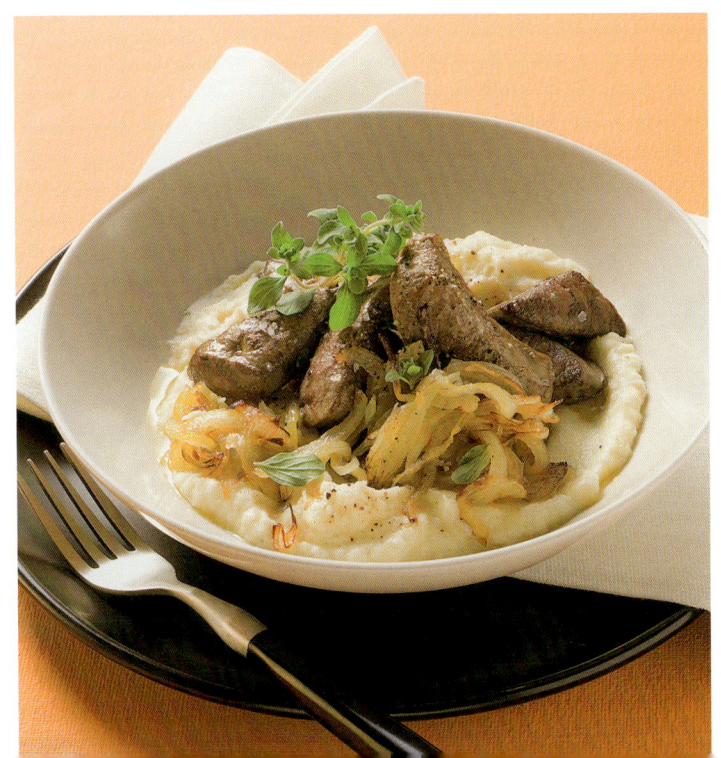

Für 2 Portionen

2 Schweinefilets (je 150 g)

Salz

frisch gemahlener Pfeffer

1 EL scharfer Senf

1 EL Rapsöl

1 EL Butter

80 g Roquefort-Käse

½ Wirsing

1 Schalotte

10 g Butterschmalz

50 ml Weißwein

100 ml Gemüsebrühe

2 EL frisch gehacktes
Koriandergrün

Überbackene Schweinefilets mit Roquefort und Wirsing

1 Den Backofen auf 200 °C vorheizen. Schweinefilets salzen, pfeffern und mit Senf bestreichen.

2 In einer Pfanne Öl und Butter erhitzen und die Filets beidseitig etwa 8 Minuten rosa braten. Anschließend etwa 3 Minuten ruhen lassen.

3 Die Filets mit dem Roquefort belegen und im Ofen bei Oberhitze überbacken.

4 Inzwischen den Wirsingkohl waschen und fein schneiden. Schalotte häuten und in feine Würfel schneiden.

5 In einer Pfanne Butterschmalz erhitzen und Schalotte kurz anschwitzen. Wirsing dazugeben und mit Weißwein und Gemüsebrühe aufgießen. Zugedeckt etwa 15 Minuten köcheln lassen. Mit Salz, Pfeffer und Koriandergrün abschmecken.

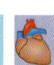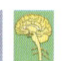 Schweinefilet ist eine gute Quelle für Vitamin B$_1$, B$_2$ und Eisen; Wirsing sorgt für schützendes Vitamin E; Roquefort liefert Eiweiß und Kalzium; niedriger GI

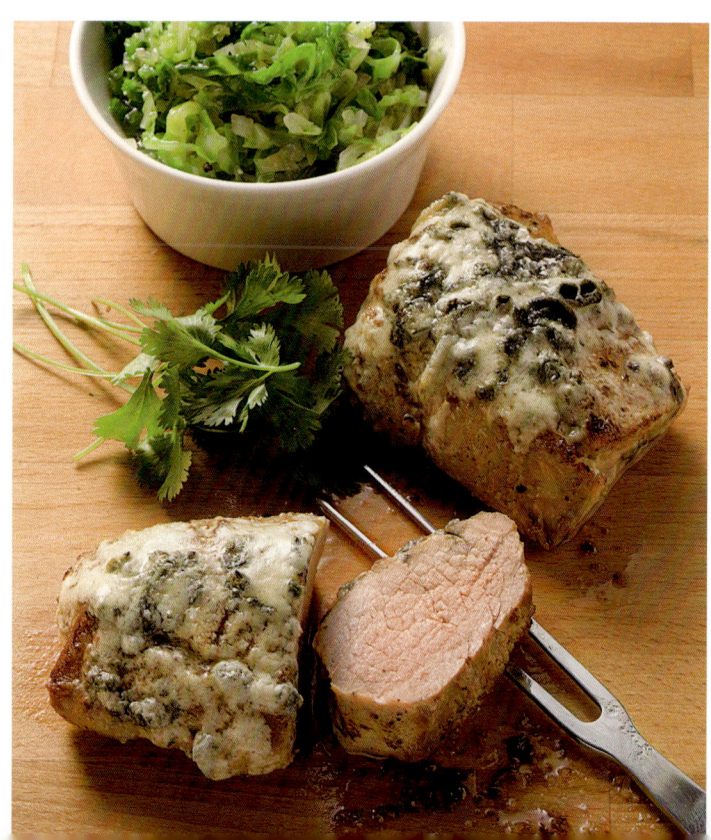

Kalbsfilet auf Blattspinat (Foto Seite 94)

Für 2 Portionen

1 Kalbsfilets mit einem Küchenpapier abtupfen. In Mehl wenden und gründlich ausschütteln. Mit Salz und Pfeffer würzen. Den Backofen auf 50 °C vorheizen.

2 In einer Pfanne Rapsöl erhitzen und die Filets bei starker Hitze von beiden Seiten goldbraun anbraten. Die Hitze reduzieren und auf beiden Seiten insgesamt etwa 5 Minuten braten. In Folie wickeln und im Backofen ruhen lassen.

3 Den Blattspinat verlesen, putzen und waschen. Die Schalotte häuten und in feine Würfel schneiden.

4 In einer Pfanne Olivenöl erhitzen, Schalotte und Blattspinat darin anschwitzen. Butter dazugeben, vom Herd nehmen und kurz ruhen lassen. Mit Muskatnuss und Salz abschmecken.

5 Die Kalbsfilets auf Blattspinat anrichten und servieren.

2 Kalbsfilets (je 150 g)
1 EL Mehl
Salz
frisch gemahlener Pfeffer
2 EL Rapsöl
500 g frischer Blattspinat
1 Schalotte
1 EL Olivenöl
1 EL Butter
Muskatnuss

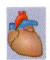 Clever kombiniert: Spinat liefert Eisen und Vitamin K; Kalbfleisch ist reich an Zink und B-Vitaminen; Rapsöl sorgt für wichtige Omega-3-Fettsäuren

Chili mit Kidneybohnen und Schokolade

Für 2 Portionen

1 Die Zwiebel und die Knoblauchzehe enthäuten und in kleine Würfel schneiden. Die Chilischote waschen, den Stielansatz entfernen und die Schote in feine Ringe schneiden.

2 In einem Topf Öl erhitzen, Zwiebel und Knoblauch zugeben und 2 bis 3 Minuten glasig andünsten.

3 Chili und Tomatenmark dazugeben und etwa 1 Minute mitbraten. Anschließend das Hackfleisch hinzufügen und etwa 5 Minuten unter Rühren krümelig braten, bis es nicht mehr rosa ist.

4 Die Bohnen abgießen, mit Wasser abspülen und mit den Tomatenstücken und der Schokolade in den Topf geben. Mit Salz und Pfeffer würzen.

5 Das Chili erhitzen und zugedeckt 10 bis 15 Minuten auf kleiner Stufe kochen, bis es dickflüssig geworden ist. Mit einem Klecks Schmand servieren.

1 Zwiebel
1 Knoblauchzehe
½ Chilischote
2 EL Rapsöl
1 EL Tomatenmark
200 g Schweinehackfleisch
1 Dose rote Kidneybohnen
(225 g Abtropfgewicht)
1 Dose (400 ml) Tomatenstücke
20 g Bitterschokolade
Salz
frisch gemahlener Pfeffer
2 EL Schmand

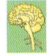 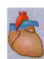 Sattmacher Bohnen liefern Ballaststoffe und pflanzliches Eiweiß; Schweinefleisch enthält wichtige B-Vitamine und Zink; niedriger GI

Für 2 Portionen
50 g Oliven, schwarz
50 g Schafskäse
125 g Joghurt (1,5 % Fett)
¼ TL gemahlener
Kreuzkümmel, Salz
frisch gemahlener Pfeffer

Oliven-Schafskäse-Dip

1 Die Oliven klein schneiden, den Schafskäse klein krümeln.

2 Joghurt und Kreuzkümmel in eine Schüssel geben. Oliven und Schafskäse hinzufügen und alles gut miteinander verrühren. Mit Salz und frisch gemahlenem Pfeffer abschmecken. Passt gut zu Fleischgerichten (siehe Rezept unten).

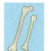 Enthält neben reichlich Kalzium und Eiweiß auch Antioxidanzien und Folsäure

Für 2 Portionen
400 g Rosenkohl
1 Zweig Rosmarin
3 EL Olivenöl, Salz
frisch gemahlener Pfeffer
2 Lammkoteletts
2 TL gemahlener
Kreuzkümmel, 2 EL Rapsöl

Lammkoteletts mit Rosenkohl und Dip

1 Den Backofen auf 200 °C vorheizen. Den Rosenkohl putzen und halbieren. Mit dem Rosmarinzweig auf ein Blech geben. Mit Olivenöl übergießen, salzen und pfeffern, 10 bis 15 Minuten im Ofen backen.

2 Inzwischen das Fleisch trocken tupfen. Mit Kreuzkümmel einreiben, salzen und pfeffern.

3 In einer Pfanne Rapsöl erhitzen und das Fleisch von jeder Seite 3 bis 4 Minuten braten. Mit dem Rosenkohl servieren. Dazu passt ein Oliven-Schafskäse-Dip (siehe Rezept oben).

 Lamm liefert hochwertiges Eiweiß und Eisen; Kreuzkümmel hat Antioxidanzien-Power; Rapsöl sorgt für das Plus an Omega-3-Fettsäuren

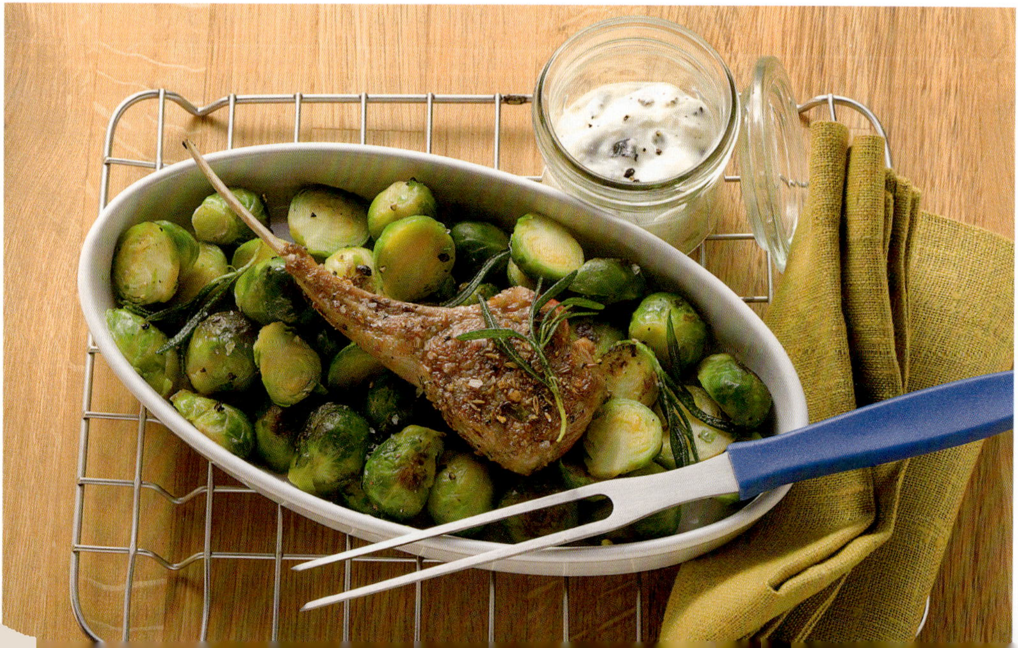

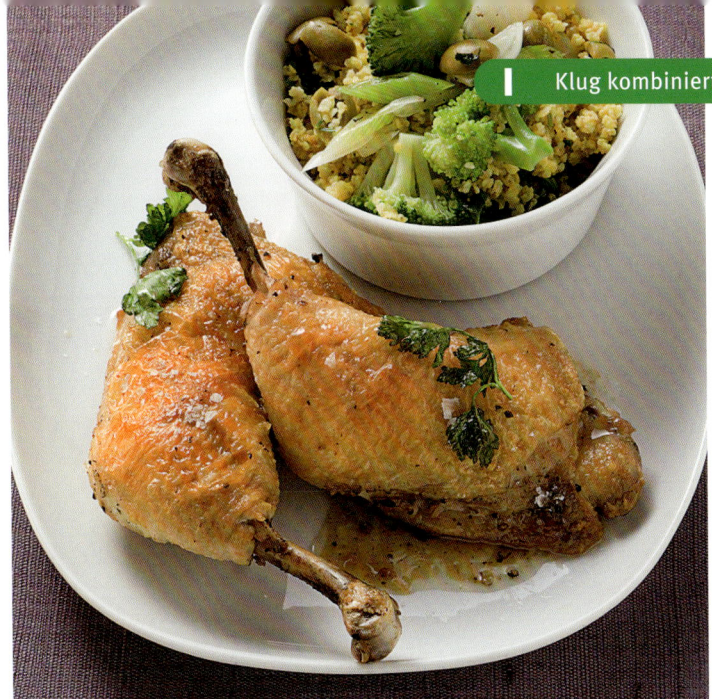

Brathähnchenschenkel mit Gemüsehirse

1 Den Ofen auf 200 °C vorheizen. Die Hähnchenschenkel waschen, trocken tupfen und mit Salz und Pfeffer würzen. Mit der Hautseite auf ein Backblech legen und für 10 Minuten im Ofen rösten.

2 Anschließend die Schenkel wenden (Haut nach oben) und weitere 10 Minuten rösten.

3 Inzwischen Brokkoli und Frühlingszwiebeln waschen. Den Brokkoli in kleine Röschen zerteilen, die Frühlingszwiebel in feine Ringe schneiden. Die Oliven halbieren. Die Hirse unter heißem Wasser waschen und abtropfen lassen. Die Petersilie waschen und klein hacken.

4 Das Öl in einem Topf erhitzen und die Frühlingszwiebeln etwa 2 Minuten andünsten. Brokkoli, Oliven, Currypulver und Kreuzkümmel dazugeben und etwa 5 Minuten dünsten. Die Hirse zugeben und kurz mitbraten. Das Ganze mit Gemüsebrühe aufgießen und etwa 10 Minuten bei kleiner Hitze köcheln lassen.

5 Hirsegemüse mit Petersilie, Salz und frisch gemahlenem Pfeffer würzen. Mit den Hähnchenschenkeln servieren.

 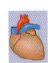 Hähnchen liefert Eiweiß und B-Vitamine; Hirse sorgt für reichlich Magnesium und Eisen; Brokkoli enthält viel Vitamin K und C; Petersilie liefert Antioxidanzien

Für 2 Portionen

4 Hähnchenschenkel
Salz
frisch gemahlener Pfeffer
½ Brokkoli
2 Frühlingszwiebeln
50 g grüne Oliven
100 g Hirse
½ Bund frische Petersilie
2 EL Maiskeimöl
1 TL Currypulver
½ TL gemahlener Kreuzkümmel
280 ml Gemüsebrühe

Für 2 Portionen
2 Putenschenkel
4 Salbeiblätter, Salz
frisch gemahlener Pfeffer
2 Avocados
1 Schalotte
150 g Feldsalat
1 Limette
2 EL Traubenkernöl

Putenschenkel mit Avocado-Salsa

1 Den Ofen auf 200 °C vorheizen. Die Putenschenkel waschen und trocken tupfen. Vorsichtig auf der Oberseite die Haut anheben und jeweils 2 Salbeiblätter dazwischenlegen, anschließend die Schenkel mit Salz und Pfeffer würzen. Mit der Hautseite auf ein Backblech legen und für 10 Minuten rösten. Anschließend die Schenkel wenden (Haut nach oben) und weitere 10 Minuten rösten.

2 Inzwischen die Avocados schälen, vom Kern befreien und in Würfel schneiden. Die Schalotte häuten und in feine Würfel schneiden. Den Feldsalat putzen und waschen, die Limette auspressen. In einer Schüssel Öl und Limettensaft vermischen, Avocado, Feldsalat und Schalotte zugeben, mit Salz und Pfeffer würzen.

 Basenspender Avocado enthält auch viel Vitamin E; Pute sorgt für reichlich Eiweiß; Feldsalat spendet ein Plus an Folsäure; niedriger GI

Für 2 Portionen
500 g gemischte Pilze wie
Pfifferlinge, Rotkappe,
Steinpilze
2 EL Olivenöl, Salz
frisch gemahlener Pfeffer
1 TL Rotweinessig
30 g helle (ungeschälte)
oder schwarze
Sesamsamen
2 Thunfischsteaks (je 70 g)

Thunfisch-Steak mit Sesamkruste und sautierten Pilzen

1 Pilze säubern und in Scheiben schneiden. In einer beschichteten Pfanne 1 EL Öl erhitzen, die Pilze zugeben, mit Salz und Pfeffer würzen und etwa 12 Minuten braten. Vom Herd nehmen und Essig zugeben.

2 Inzwischen die Sesamsamen auf einem Teller mischen. Die Thunfischsteaks mit Salz und Pfeffer würzen und im Sesam wenden. In einer Pfanne restliches Öl erhitzen und die Thunfischsteaks von jeder Seite 2 bis 3 Minuten anbraten. Mit den Pilzen servieren.

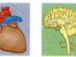 Enthält reichlich Omega-3-Fettsäuren dank Thunfisch; Sesam sorgt dazu für geballte Magnesium-Power; Pilze liefern viel Vitamin B_2

SESAMSAMEN

Sesamsamen gibt es als helle, beigefarbene und schwarze Samen. Verwenden Sie lieber die dunkle Variante oder die ungeschälte – beide sind im Bio-Markt erhältlich. Bei den hellen Samen wird die braune Schale mithilfe eines chemischen Verfahrens entfernt. Sie haben somit einen geringeren Gehalt an wertvollen Inhaltsstoffen.

Lachs auf Sojabohnensalat

1 Die Sojabohnen auftauen und in einem Topf mit reichlich Wasser 5 bis 7 Minuten köcheln lassen. Abgießen und abkühlen lassen. (Getrocknete Sojabohnen nach Packungsanleitung zubereiten und abkühlen lassen.)

2 Fenchelknolle waschen, putzen, halbieren und den Strunk entfernen. Fenchel in feine Streifen schneiden. Mit den Sojabohnen in eine Schüssel geben. Essig, Weizenkeimöl und Bohnenkraut untermischen und mit Salz, Pfeffer und Zucker abschmecken. Beiseitestellen.

3 Fischfilets waschen und mit einem Küchenpapier trocken tupfen. In einer Pfanne Olivenöl erhitzen und die Filets bei mittlerer Hitze auf der Hautseite etwa 3 bis 4 Minuten anbraten. Filets wenden und bei ausgestellter Hitze durchgaren lassen. Mit Salz, frisch gemahlenem Pfeffer und Thymian würzen.

4 Fischfilets mit Sojabohnensalat servieren.

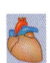 Lachs ist eine prima Quelle für Vitamin D und Folsäure; Sojabohnen liefern reichlich B-Vitamine; Kräuter sorgen für eine Extraportion Antioxidanzien

Für 2 Portionen
1 Fenchel
200 g tiefgekühlte grüne Sojabohnen (aus dem Asia-Markt), alternativ 150 g getrocknete Sojabohnen
1 EL Himbeeressig
1 EL Weizenkeimöl, Salz
frisch gemahlener Pfeffer
1 Prise Zucker
etwas frisches Bohnenkraut
1 EL Olivenöl
2 Lachsfilets (je 70 g)
½ TL gehackter Thymian

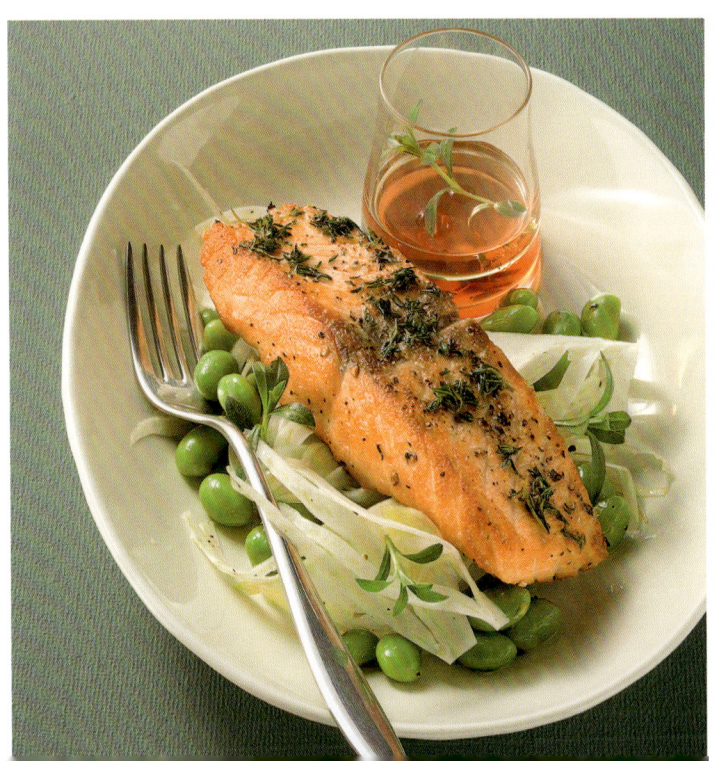

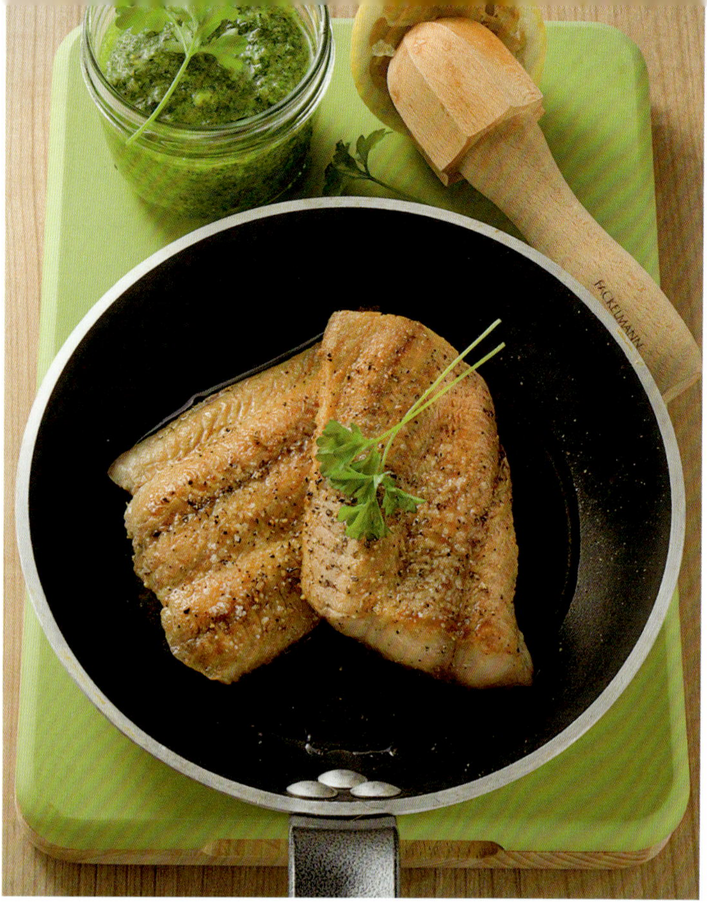

Wels mit Petersilien-Pesto

Für 2 Portionen

20 g Pinienkerne, 1 Zitrone
1 Bund glatte Petersilie
frisch gemahlener Pfeffer
1 Knoblauchzehe
40 g geriebener Parmesan
50 ml Olivenöl, Salz
2 Welsfilets (je 150 g)
½ Zitrone, Salz
frisch gemahlener Pfeffer
20 g Weizenmehl
2 EL Butterschmalz

1 Für das Pesto Pinienkerne in einer beschichteten Pfanne ohne Öl kurz rösten. Die Zitrone auspressen.

2 Pinienkerne, Petersilie, Zitronensaft, Knoblauch, Parmesan und Pfeffer in einen Mixer geben. Das Olivenöl langsam nach und nach hinzufügen und mixen, bis die Masse cremig ist. Nach Geschmack salzen.

3 Fischfilets mit kaltem Wasser abspülen und trocken tupfen. Die Zitronenhälfte auspressen und darüberträufeln. Die Filets salzen, pfeffern und in Mehl wenden. In einer Pfanne Butterschmalz erhitzen und den Fisch von beiden Seiten etwa 2 bis 3 Minuten anbraten.

4 Mit dem Petersilien-Pesto servieren. Dazu passt Limabohnen-Salat (siehe Seite 119).

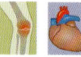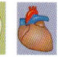 Wels versorgt Sie mit wichtigen Omega-3-Fettsäuren; Petersilie liefert reichlich Vitamin C; Pinienkerne bringen Eisen und Vitamin B$_1$ ins Spiel

Perlgraupen-Spinat-Salat mit Calamaretti

1 In einem Topf 500 ml Wasser zum Kochen bringen, die Perlgraupen und Salz hinzufügen und etwa 30 bis 35 Minuten kochen, bis die Graupen zart sind. Überschüssiges Wasser abgießen.

2 Inzwischen die Spinatblätter verlesen, waschen und trocken schütteln. Für das Dressing die Limette auspressen. Walnussöl, Limettensaft, Honig und Senf verquirlen, mit Salz und Pfeffer abschmecken.

3 In einer Pfanne Olivenöl erhitzen und die Calamaretti zugeben. Kurz und scharf anbraten, aus der Pfanne nehmen, mit Salz und Pfeffer würzen und kurz ruhen lassen.

4 Währenddessen die Perlgraupen mit Spinat, Sonnenblumenkernen und Dressing vorsichtig vermischen. Mit den Calamaretti servieren.

 Graupen liefern Magnesium und Zink; frischer Spinat enthält viel Kalzium und Eisen; Calamaretti sind reich an Eiweiß

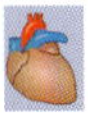

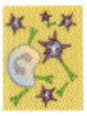

Für 2 Portionen

150 g Perlgraupen (Gerstengraupen), Salz
200 g junger Blattspinat
1 Limette, 2 EL Walnussöl
½ TL Honig
1 TL scharfer Dijon-Senf
frisch gemahlener Pfeffer
1 EL Olivenöl, 6 Calamaretti
(kleine Tintenfische)
20 g Sonnenblumenkerne

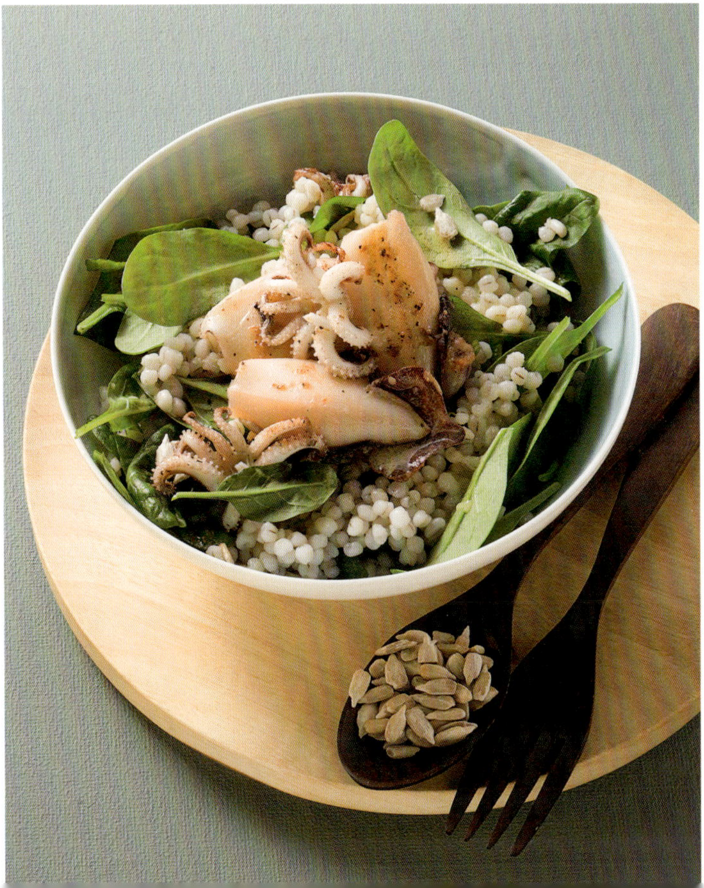

112

Für 2 Portionen
1 kg Miesmuscheln
1 Zwiebel
2 Knoblauchzehen
1 Lauch
1 Stangensellerie
je 1 Zweig Oregano und
Thymian
½ rote Chilischote
3 EL Olivenöl
1 Lorbeerblatt
1 Dose (400 g) geschälte
Tomaten
¼ l trockener Weißwein
Salz
frisch gemahlener Pfeffer

Miesmuscheln in Tomatensauce

1 Muscheln in eine große Schüssel stellen und mit kaltem Wasser bedeckt etwa 15 Minuten stehen lassen. Unter fließendem Wasser gründlich abbürsten und eventuell vorhandene Barthaare entfernen. Offene und beschädigte Muscheln aussortieren.

2 Zwiebel und Knoblauch schälen und in feine Würfel schneiden. Lauch und Stangensellerie putzen, waschen und in feine Streifen schneiden. Oregano und Thymian waschen, trocken schütteln und klein hacken. Chilischote klein schneiden.

3 Olivenöl in einem Topf erhitzen und Zwiebeln, Knoblauch, Lauch, Stangensellerie und Lorbeerblatt bei mittlerer Hitze kurz anbraten. Chilischote, Kräuter und geschälte Tomaten zugeben und ohne Deckel etwa 10 Minuten kochen lassen. Mit Salz und frisch gemahlenem Pfeffer würzen.

4 In einem anderen Topf den Wein erhitzen, die Muscheln zugeben und bei großer Hitze mit geschlossenem Deckel etwa 6 Minuten kochen. Die Muscheln sind gar, wenn sie sich öffnen. Muscheln, die geschlossen bleiben, unbedingt aussortieren und wegwerfen.

5 Miesmuscheln mit Tomatensauce sofort servieren.

 Eiweißreich dank Miesmuscheln, die zudem reichlich Vitamin B_1 und B_2 enthalten; frische Kräuter liefern reichlich Antioxidanzien

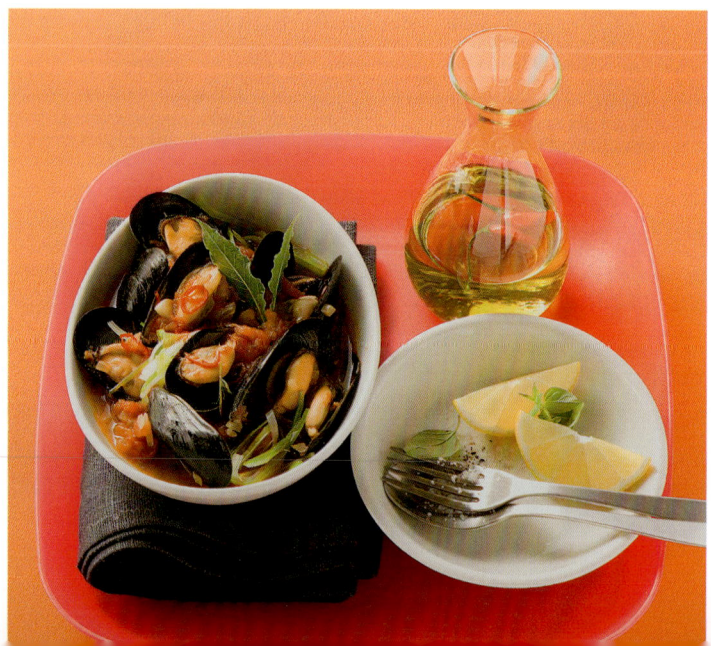

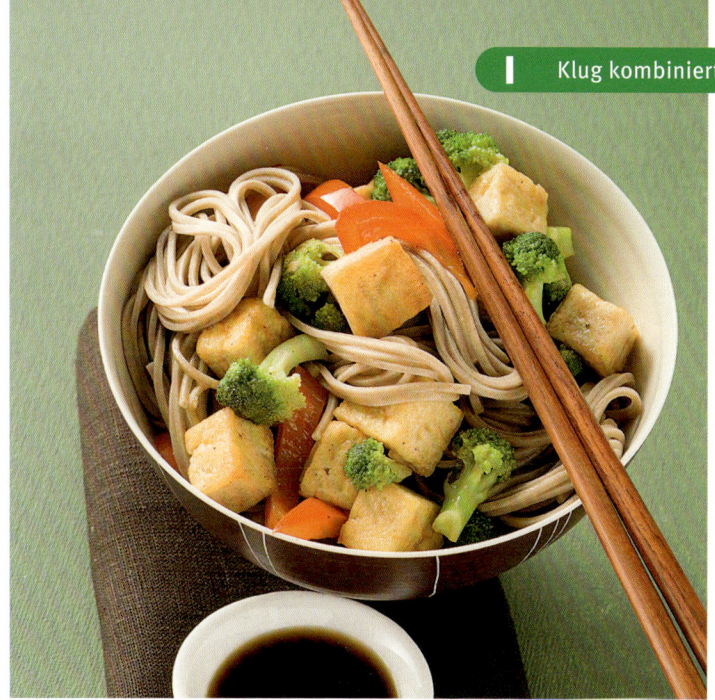

Gebratene Sobanudeln mit Tofu

1 Das Salz mit reichlich Wasser in einem Topf zum Kochen bringen. Die Sobanudeln etwa 5 Minuten kochen, abtropfen und mit kaltem Wasser abschrecken. Beiseitestellen.

2 Knoblauchzehen abziehen, Ingwer schälen. Beides in kleine Würfel schneiden. Brokkoli putzen, waschen und in kleine Röschen trennen. Paprika putzen, waschen und würfeln. Tofu in ungefähr 1 cm große Würfel schneiden.

3 In einer großen Pfanne 1 EL Sesamöl erhitzen, Tofu zugeben, salzen und 12 bis 14 Minuten braten. Auf einen Teller geben, beiseitestellen.

4 Das restliche Öl in derselben Pfanne erhitzen, Paprika, Brokkoli, Knoblauch und Ingwer zugeben. Alles mit Salz würzen und mit geschlossenem Deckel 8 bis 10 Minuten kochen. Das Gemüse soll noch knackig sein.

5 Reisessig, Sojasauce, 2 El Wasser, Tofu und die Sobanudeln zum Gemüse geben und alles gut durchmischen. Weitere 2 bis 3 Minuten braten, bis die Nudeln heiß sind.

  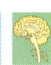 Enthält reichlich B-Vitamine dank Buchweizen; Ingwer liefert dazu Antioxidanzien-Power; frisches Gemüse sorgt für Folsäure, Vitamin K und C; niedriger GI

Für 2 Portionen
1 EL Salz
100 g Sobanudeln
(Buchweizen-Spaghetti
aus dem Bio-Markt)
2 Knoblauchzehen
1 walnussgroßes Stück
Ingwer
½ Brokkoli
1 rote Paprika
300 g Tofu
2 EL Sesamöl
1 EL Reisessig
1 EL Sojasauce

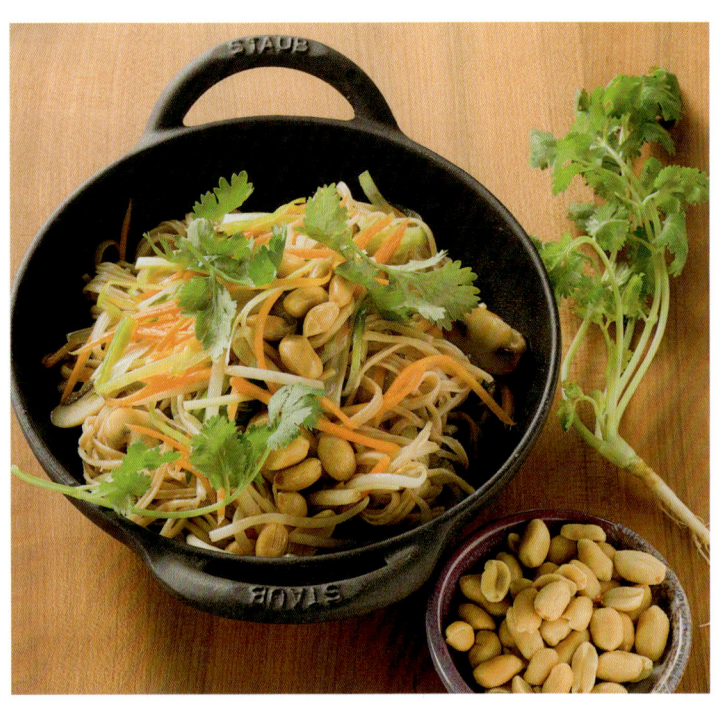

Für 2 Portionen
120 g Sojanudeln (aus dem
Bio-Markt)
1 Knoblauchzehe
1 walnussgroßes Stück
Ingwer
2 Möhren
2 Stangen Lauch
100 g Champignons
2 EL Rapsöl
1 Handvoll Sojasprossen
2 EL Sojasauce
20 g ungesalzene Erdnüsse
1 TL Sesamöl
2 EL frischer Koriander

Sojanudeln mit Asia-Gemüse

1 Die Sojanudeln nach Packungsanleitung kochen.

2 Knoblauch häuten, Ingwer schälen und beides klein schneiden. Möhren schälen, Lauch putzen und waschen, Champignons mit Küchenpapier säubern. Alles in Streifen schneiden. Sojasprossen abtropfen lassen.

3 In einer Pfanne Rapsöl erhitzen, die Möhren etwa 2 bis 3 Minuten dünsten. Knoblauch, Ingwer und Lauch zugeben und etwa 5 Minuten bissfest dünsten.

4 Champignons und Sojasprossen zugeben und mit Sojasauce ablöschen und weitere 2 Minuten dünsten. Erdnüsse, Sesamöl und fertige Sojanudeln hinzufügen und alles vermischen.

5 Koriander hacken, darüberstreuen und servieren.

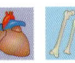   Sojanudeln halten den GI niedrig; Rapsöl bringt Omega-3-Fettsäuren ins Spiel; Gemüse sorgt für Vitamin C, D und K sowie Folsäure

Kleine Gerichte: Suppen und Salate

Die Basis der kleinen Gerichte, die Sie zwischendurch, aber auch als Abendmahlzeit essen können, bildet eine Vielfalt an Hülsenfrüchten wie Sojabohnen, Kichererbsen und Co. Diese liefern reichlich pflanzliches Eiweiß, ebenso verschiedene Getreideprodukte wie Quinoa, Hirse und Graupen. Das sorgt für eine lang anhaltende Sättigung. Für die optimale Omega-3-Versorgung verwenden Sie pflanzliche Öle wie Leinöl, Weizenkeimöl oder Rapsöl. Kräftig buntes Gemüse und frische Kräuter liefern ein Plus an wichtigen Antioxidanzien.

Feine Brokkolicremesuppe mit Haferflocken

Für 2 Portionen
1 Zwiebel, 150 g Brokkoli
1 EL Olivenöl
½ l Gemüsebrühe
20 g Haferflocken
Salz, frisch gemahlener Pfeffer
frisch gemahlene Muskatnuss

1 Zwiebel häuten und klein schneiden. Brokkoli putzen, waschen und in kleine Röschen teilen.
2 In einem Topf Olivenöl erhitzen und die Zwiebeln darin glasig andünsten. Gemüsebrühe, Brokkoli und Haferflocken dazugeben und zum Kochen bringen. Auf mittlerer Hitze 5 bis 10 Minuten kochen.
3 Vom Herd nehmen und pürieren. Je nach gewünschter Konsistenz noch ungefähr 100 ml Wasser dazugeben und noch einmal aufkochen. Mit Salz, Pfeffer und Muskatnuss abschmecken.

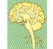 Brokkoli enthält Vitamin K und C sowie Kalzium; Haferflocken liefern B-Vitamine und Magnesium

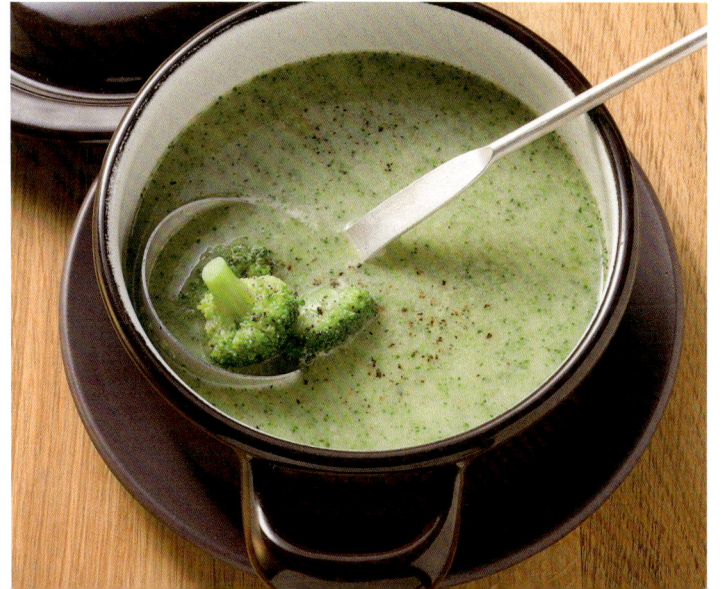

Perlgraupen-Suppe mit Kräuter-Pesto

Für 2 Portionen
1 Bund glatte Petersilie
½ Bund frische Minze
½ Bund frisches Basilikum
1 Zitrone
frisch gemahlener Pfeffer
50 ml Olivenöl
Salz, 1 Zwiebel
1 Knoblauchzehe
2 EL Walnussöl
200 g Perlgraupen (Gerstengraupen)
1 Dose weiße Bohnen
(etwa Cannellini-Bohnen)
Salz
frisch gemahlener Pfeffer

1 Für das Kräuter-Pesto die Kräuter waschen und trocken schütteln. Die Petersilie klein hacken und die Hälfte davon beiseitestellen für die Suppe.

2 Die übrigen Kräuter ebenfalls klein hacken, die Zitrone auspressen. Die Kräuter zusammen mit der halben Menge Petersilie sowie Zitronensaft und Pfeffer in einen Mixer geben. Das Olivenöl nach und nach hinzufügen und mixen, bis die Masse cremig ist. Nach Geschmack salzen.

3 Zwiebel und Knoblauchzehe häuten und fein würfeln. In einem großen Topf Walnussöl erhitzen und beides andünsten.

4 Perlgraupen und 500 ml Wasser dazugeben und zum Kochen bringen. Bei mittlerer Hitze etwa 35 bis 40 Minuten kochen, bis die Graupen zart sind.

5 Die Cannellini-Bohnen dazugeben und etwa 2 Minuten unter Rühren kochen, bis die Bohnen warm sind. Je nach Geschmack noch etwas Wasser in die Suppe geben. Vom Herd nehmen und die Hälfte der Petersilie unterrühren, mit Salz und Pfeffer würzen.

6 Die Perlgraupen-Suppe mit dem Kräuter-Pesto servieren.

 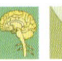 Graupen sind eine super Quelle für pflanzliches Eiweiß, Eisen und Zink; Kräuterpesto liefert schützende Omega-3-Fettsäuren und Antioxidanzien

Misosuppe mit Algen

Für 2 Portionen
2 Frühlingszwiebeln
1 gelbe Paprika
50 g Shiitakepilze
100 g Tofu, 1 EL Sesamöl
2 EL Miso (fermentierte Sojapaste aus dem Asia- oder Bio-Markt)
1 TL Wakame-Algen, Instant (aus dem Asia- oder Bio-Markt)

1 Frühlingszwiebeln und Paprika waschen und putzen. Von den Shiitake-Pilzen die Stiele entfernen. Frühlingszwiebeln in feine Ringe, Paprika in Würfel und Pilze in feine Scheiben schneiden. Tofu in Würfel schneiden.

2 In einem Topf Sesamöl erwärmen und das Gemüse etwa 2 Minuten anbraten. ½ Liter Wasser aufgießen und 5 bis 8 Minuten köcheln lassen.

3 Etwas Flüssigkeit von der Suppe nehmen, den Miso darin auflösen und glatt rühren. Dann unter die Suppe rühren, den Topf vom Herd nehmen und kurz ziehen lassen.

4 Wakame-Algen in einem Sieb kurz abspülen, in die Suppe geben, Tofu ebenfalls dazugeben und weitere 2 Minuten ziehen lassen.

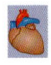 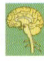 Tofu ist reich an hochwertigem Eiweiß; Wakame-Algen liefern viel Eisen und Kalzium; niedriger GI

Grünkohlsuppe

1 Grünkohl auftauen lassen. Zwiebel häuten und klein würfeln. Kartoffeln schälen und würfeln. Schinkenspeck klein würfeln.

2 In einem Topf Butter erwärmen, Zwiebelwürfel und Speck darin anbraten. Den geschnittenen Grünkohl und die Kartoffeln dazugeben. Kurz anbraten und mit der Hälfte der Brühe aufgießen, etwa 1 Stunde leicht köcheln lassen.

3 Die Suppe mit dem Pürierstab dickflüssig pürieren, die restliche Brühe hinzufügen. Die Speisestärke in Sahne auflösen und gut verrühren, in die Suppe geben und sorgfältig umrühren. Mit Salz und Pfeffer würzen. Mit Petersilie garnieren.

  Grünkohl, die Nummer 1 unter den Kohlsorten, ist besonders reich an pflanzlichem Eiweiß und liefert zudem Kalzium, Vitamin C und K sowie Antioxidanzien

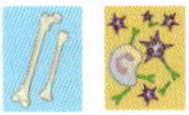

Für 2 Portionen
200 g tiefgekühlter
Grünkohl
1 Zwiebel
200 g Kartoffeln
50 g Schinkenspeck
1 EL Butter
¾ l Fleischbrühe
50 ml Sahne
1 TL Speisestärke, Salz
frisch gemahlener Pfeffer
frische Petersilie

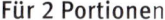

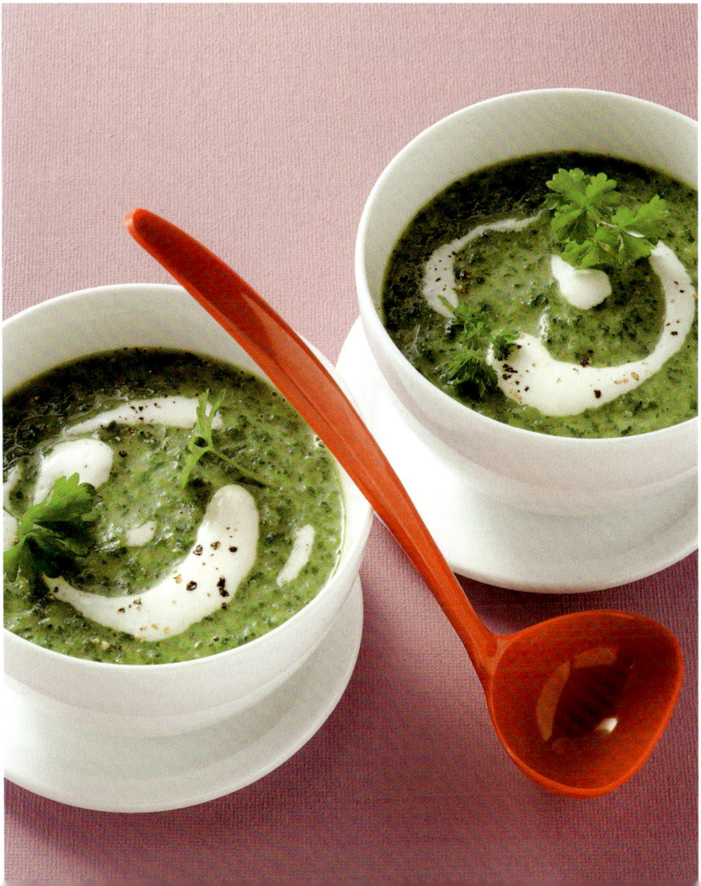

Für 2 Portionen
2 Knollen Fenchel
½ EL Butter
80 g Bergkäse, Salz
frisch gemahlener Pfeffer
etwas Muskatnuss

Gratinierter Fenchel

1 Den Fenchel putzen, das Grün klein hacken und beiseite stellen, die Knollen durch den Strunk halbieren und vierteln.

2 In einem Topf wenig Wasser zum Kochen bringen, salzen und Fenchel hineingeben. Zugedeckt bei mittlerer Hitze ca. 15 Minuten dünsten.

3 Inzwischen eine Auflaufform mit Butter ausstreichen. Den Backofen auf 220 °C vorheizen. Den Bergkäse reiben.

4 Fenchel abgießen und in der Auflaufform verteilen. Mit Salz, Pfeffer und Muskatnuss würzen und mit Bergkäse bestreuen. Im Backofen 10 bis 15 Minuten goldbraun überbacken. Mit Fenchelgrün servieren.

 Fenchel sorgt für ein Plus an Vitamin C und Eisen; Bergkäse liefert Eiweiß und Omega-3-Fettsäuren; niedriger GI

Für 2 Portionen
2 Schalotten
1 Knoblauchzehe
50 g weiße Bohnen aus der Dose
150 g Schwarzwurzeln
1 EL Butter
200 ml Gemüsebrühe
50 ml Weißwein
150 ml Sahne, Salz
frisch gemahlener Pfeffer
50 g Sommertrüffel (eingelegt)

Schwarzwurzelsuppe mit weißen Bohnen und Trüffel

1 Schalotten und Knoblauch häuten und fein würfeln.

2 Die Bohnen abgießen und mit Wasser abspülen. Beiseitestellen. Die Schwarzwurzeln unter fließendem Wasser gründlich waschen (am besten Gummihandschuhe tragen). Mit dem Sparschäler schälen, in dünne Scheiben schneiden.

3 In einem großen Topf Butter erhitzen und Schalotten und Knoblauch kurz anbraten. Schwarzwurzeln dazugeben und kurz mitbraten. Mit Gemüsebrühe und Weißwein ablöschen, die Bohnen zugeben und etwa 20 Minuten köcheln lassen.

4 Pürieren und durch ein nicht allzu feines Sieb passieren, Sahne hinzufügen und nochmals aufkochen lassen. Mit Salz und Pfeffer würzen. Sommertrüffel in feine Scheiben hobeln und in die Suppe geben.

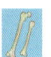 Bohnen sorgen für reichlich Eiweiß; Schwarzwurzeln enthalten viel Vitamin E und Kalzium; Trüffel liefert Eisen

SCHWARZWURZELN

Geschälte Schwarzwurzeln sollte man in kaltes Essigwasser legen, damit sie nicht braun werden. Dadurch verlängert sich ihre Garzeit um 10 bis 20 Minuten, je nachdem, wie lange sie zuvor im Essigwasser gelegen sind.

Limabohnen-Salat

1 Die Bohnen gut abtropfen lassen. Den Sellerie waschen, die Fäden abziehen und die Stangen fein würfeln.

2 Die Paprikaschoten halbieren, Kerne und weiße Trennwände entfernen. Anschließend beide Hälften gründlich waschen und ebenfalls fein würfeln.

3 In einer kleinen Schüssel aus dem fein geschnittenen Bohnenkraut, Leinöl, Weißweinessig, Joghurt, Salz, Pfeffer und Zucker eine Salatsauce rühren.

4 In einer Salatschüssel Bohnen, Sellerie und Paprika mit der Salatsauce übergießen, alles gut durchmischen und servieren.

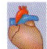 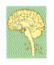 Leinöl ist der Spitzenreiter unter den Omega-3-reichen Ölen; Limabohnen liefern Vitamin B_1 und Folsäure; Bohnenkraut sorgt für Antioxidanzien; niedriger GI

Für 2 Portionen

1 Dose (Abtropfgewicht ca. 225 g) Limabohnen
1 Selleriestange
1 rote und 1 gelbe Paprika
½ TL Bohnenkraut
1 TL Leinöl
1 EL Weißweinessig
2 EL Joghurt, Salz
frisch gemahlener Pfeffer
1 Prise Zucker

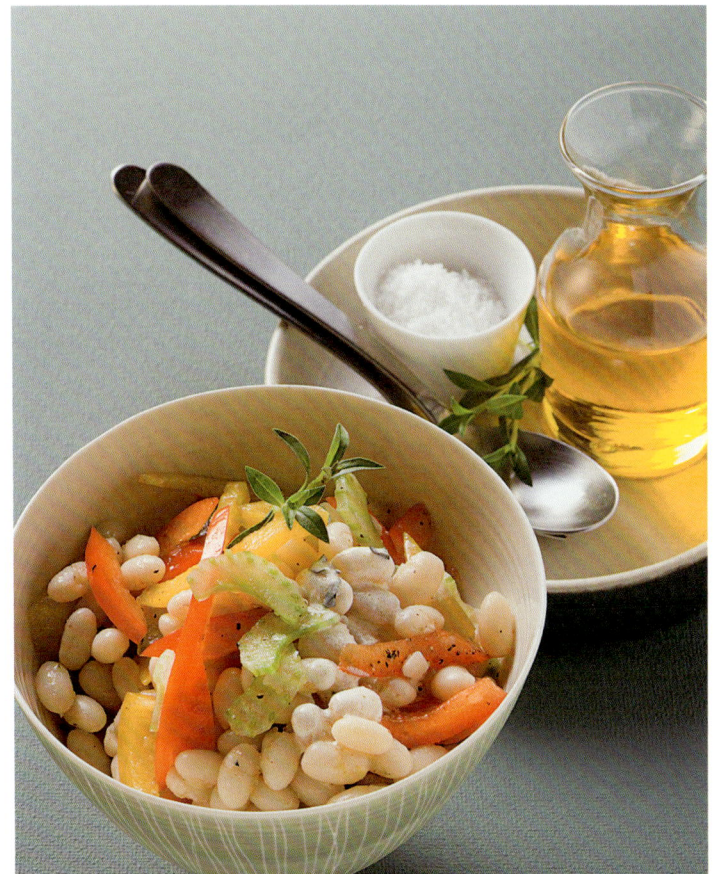

TIPP

Da Limabohnen aus Südamerika bei uns nicht leicht zu bekommen sind, können Sie alternativ weiße Bohnen aus dem Supermarkt oder Augenbohnen (Blackeyed Beans) aus dem Asia-Markt verwenden. Beide haben in etwa den gleichen Gesundheitswert.

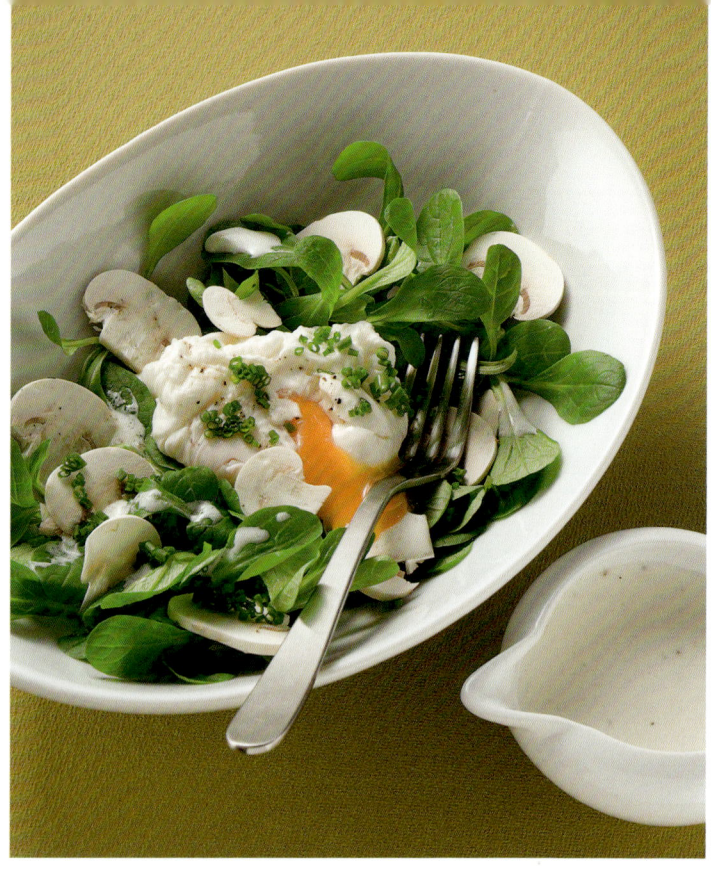

Für 2 Portionen
125 g Feldsalat
½ Bund Schnittlauch
150 g Champignons
½ Zitrone
50 g saure Sahne
(10 % Fett)
1 EL Weizenkeimöl
Salz
frisch gemahlener Pfeffer
2 EL heller Essig
2 Eier

Feldsalat mit pochiertem Ei

1 Feldsalat putzen, waschen und verlesen. Schnittlauch waschen und in Röllchen schneiden. Champignons mit einem Küchenpapier putzen und in feine Scheiben schneiden.

2 Für das Dressing die Zitronenhälfte auspressen. Saure Sahne, 1 EL Zitronensaft und Öl vermischen. Mit Salz und Pfeffer würzen.

3 In einem Topf 1 Liter Wasser mit Essig aufkochen. Nacheinander die Eier aufschlagen und ins Wasser gleiten lassen. Mit einem Löffel das Eiweiß um die Dotter ziehen. Die Eier etwa 5 Minuten im siedenden Wasser ziehen lassen. Pochierte Eier mit einer Schaumkelle aus dem Wasser nehmen und abtropfen lassen.

4 Salat mit dem Dressing vermischen und auf zwei Tellern anrichten. Champignons, Schnittlauch und Eier darauf verteilen.

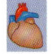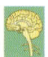 Geballte Antixodanzien-Power; Eier liefern zudem hochwertiges Eiweiß, Vitamin B_2, B_{12} und Folsäure; Weizenkeimöl ist reich an Omega-3-Fettsäuren

Avocado mit Kresse-Vinaigrette

1 Die Avocados halbieren, den Kern entfernen und die Hälften auf zwei Teller setzen.

2 Aus Essig, Öl, Salz, Pfeffer, Senf und Honig eine Vinaigrette zubereiten. Die Kresse vorsichtig unterheben.

3 Die Kresse-Vinaigrette vorsichtig über die Avocadohälften geben und sofort servieren.

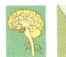 Basenreich dank Avocado, die zudem viel Vitamin E und Omega-3-Fettsäuren enthält; Kresse liefert reichlich Vitamin C, Kalzium, Eisen und Magnesium

Für 2 Portionen

2 große Avocados
2 EL Weißweinessig
1 EL Walnussöl, Salz
frisch gemahlener Pfeffer
½ TL scharfer Dijon-Senf
½ TL Honig
1 Kästchen Kresse

Kichererbsen-Rucola-Salat

1 Rucola verlesen und waschen. Cherry-Tomaten waschen und halbieren. Zwiebel häuten und in feine Streifen schneiden. Kichererbsen abgießen und unter fließendem Wasser abspülen. Alles in einer Schüssel vorsichtig vermischen.

2 Minzblättchen zugeben. Die Zitrone auspressen und das Ganze mit Zitronensaft, Öl, Salz und Pfeffer abschmecken.

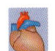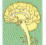 Rucola ist eine prima Quelle für Kalzium und Antioxidanzien; Kichererbsen spenden Ballaststoffe, Eisen und Vitamin B_1; Traubenkernöl ist ein Superlieferant für Vitamin E und K

Für 2 Portionen

125 g Rucola
100 g Cherry-Tomaten
1 rote Zwiebel
200 g Kichererbsen aus dem Glas
3 EL Minzblättchen
1 Zitrone
1 EL Traubenkernöl, Salz
frisch gemahlener Pfeffer

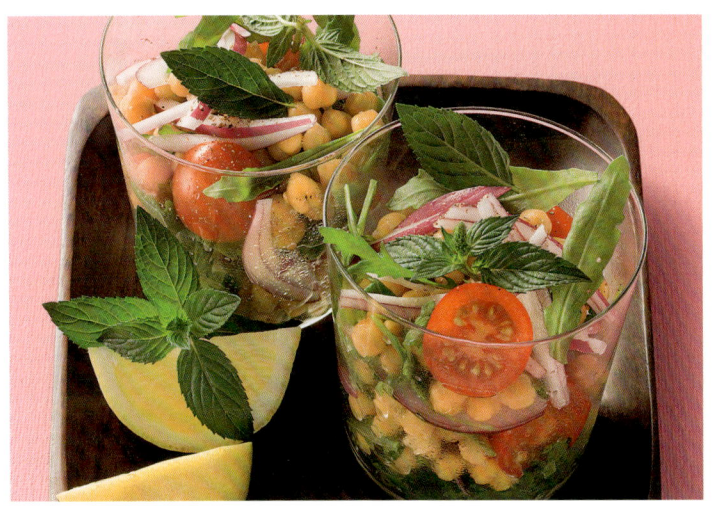

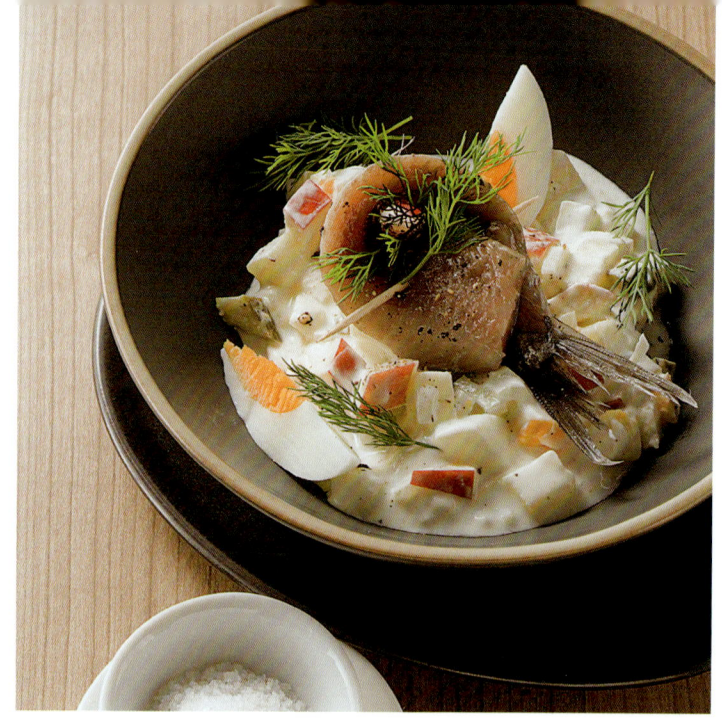

Für 2 Portionen
1 säuerlicher Apfel
1 Zwiebel, 2 Gewürzgurken
1 hart gekochtes Ei, 100 g
Schmand, 100 g Joghurt
Salz, Pfeffer, 1 Prise Zucker
2 Heringsfilets
½ Bund frischer Dill

Heringssalat

1 Vom Apfel das Kerngehäuse entfernen, Die Zwiebel häuten. Apfel, Zwiebel, Gewürzgurken und Ei klein würfeln. Alles mit Schmand und Joghurt verrühren. Mit Salz, Pfeffer und Zucker abschmecken.

2 Die Heringsfilets mit der Sauce anrichten und mit Dill garnieren.

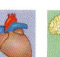 Dank Hering geballte Power an Omega-3-Fettsäuren; Eier liefern zusätzlich hochwertiges Eiweiß und Vitamin B_{12}; Dill sorgt für ein Plus an Antioxidanzien

Für 2 Portionen
2 Frühlingszwiebeln
400 g Mangold
200 g rote Linsen
2 EL Olivenöl
½ TL Zitronenschale
½ Zitrone
½ TL scharfer Dijon-Senf
½ TL Sesamsamen
1 EL frischer Estragon, Salz
frisch gemahlener Pfeffer

Linsensalat mit Mangold

1 Die Frühlingszwiebeln putzen, waschen und in feine Streifen schneiden. Den Mangold putzen und waschen. Die Stiele am Blattansatz abschneiden und in kleine Würfel schneiden. Die Blätter halbieren und in etwa 1 cm feine Streifen schneiden.

2 Inzwischen in einem mittleren Topf reichlich Salzwasser zum Kochen bringen. Die Linsen etwa 15 Minuten kochen, anschließend abgießen und mit kaltem Wasser abschrecken.

3 In einer Pfanne 1 EL Öl erhitzen, die Frühlingszwiebeln und Mangoldstiele etwa 5 bis 6 Minuten dünsten. Dann die Mangoldblätter dazugeben und weitere 6 Minuten dünsten.

4 Zitronenschale abreiben, die Zitrone auspressen. In einer mittelgroßen Schüssel Zitronenschale, 1 TL Zitronensaft, restliches Öl und Dijon-Senf verquirlen. Linsen und Mangoldgemüse dazugeben. Alles vermischen und mit Salz und Pfeffer abschmecken.

5 Zum Schluss mit Sesamsamen und frischem Estragon bestreuen und lauwarm oder gekühlt servieren.

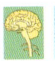 Linsen enthalten reichlich Ballaststoffe und Eiweiß; Mangold liefert Eisen und Kalzium; Sesam ist reich an Magnesium; Estragon sorgt für ein Plus an Antioxidanzien

Quinoa-Salat mit Mandeln

Für 2 Portionen

25 g Mandeln, gestiftet
85 g Quinoa
1 frische Knoblauchzehe
1 gelbe Paprika
2 Frühlingszwiebeln
4 EL Maiskeimöl
Salz
1 kleine Zucchini
1 Stangensellerie
1 TL frischer Thymian
1 Limette

1 Die Mandeln in einer beschichteten Pfanne kurz rösten, bis sie leicht gebräunt sind. Beiseitestellen. Inzwischen den Quinoa in einem Sieb spülen, bis das Wasser klar ist.

2 Die Knoblauchzehe häuten und in kleine Würfel schneiden. Paprika und Frühlingszwiebeln putzen und waschen. Paprika in 1 cm große Würfel, Frühlingszwiebeln in feine Ringe schneiden.

3 In einem Topf 2 EL Maiskeimöl erhitzen. Den Knoblauch, die Frühlingszwiebeln und die Paprika zugeben und darin etwa 5 Minuten andünsten.

4 Den Quinoa zugeben und 200 ml Wasser und Salz zugeben. Alles zum Kochen bringen, den Deckel daraufgeben und 7 Minuten kochen. Inzwischen die Zucchini putzen und waschen. Längs halbieren und in Streifen schneiden und in den Topf geben. Zusammen noch einmal 5 bis 8 Minuten kochen, bis der Quinoa zart ist. Den Topf von der Herdplatte nehmen.

5 Den Stangensellerie putzen, waschen und in Streifen schneiden. Den Thymian waschen, trocken schütteln und klein hacken. Beides unter den Quinoa mischen.

6 Die Limette auspressen, restliches Öl und Limettensaft dazugeben, mit Salz abschmecken und servieren.

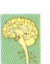 Quinoa versorgt Sie mit Eisen, Kalzium, Zink und Magnesium; Mandeln enthalten viel Vitamin E

QUINOA

Quinoa ist eine prima Eiweißquelle und somit eine ideale Zutat für Vegetarier. Das gekochte Getreide hat einen nussähnlichen Geschmack und kann anstelle von Reis in Suppen, Salaten und für Füllungen verwendet werden. Quinoa eignet sich aber auch gut als Korn oder Mehl zum Backen.

Bücher, die weiterhelfen

Elmadfa, Prof. Dr. Ibrahim u.a.
Die große GU Nährwert-Kalorien-Tabelle
Alle wichtigen Inhaltsstoffe von Lebensmitteln in übersichtlicher Tabellenform

Elmadfa, Prof. Dr. Ibrahim u.a.
GU Kompass Nährwerte
Die Nährwerttabellen berücksichtigen die aktuellen Referenzwerte der Deutschen Gesellschaft für Ernährung zur Nährstoffzufuhr

Fischer, Elisabeth, und Kührer, Dr. med. Irene
Säure-Basen-Kochbuch
100 Rezepte für eine ausgewogene Säure-Basen-Ernährung

Grillparzer, Marion
GLYX-Kompass
Bewertung von mehr als 800 Lebensmitteln nach glykämischem Index und weiteren wichtigen Faktoren

Grillparzer, Marion, und Kittler, Martina
GLYX-Diät. Das Kochbuch
222 Rezepte mit niedrigem glykämischem Index

Vormann, Prof. Dr. Jürgen
GU Kompass Säure-Basen-Balance
Das erste Tabellenwerk mit PRAL-Werten

Adressen, die weiterhelfen

Bundesministerium für Ernährung, Landwirtschaft und Verbraucherschutz

Postfach 14 02 70, D-53107 Bonn
www.bls.nvs2.de
Bundeslebensmittelschlüssel: Datenbank zur Auswertung von ernährungsepidemiologischen Studien und Verzehrserhebungen in Deutschland

Nährstoff-Akademie Salzburg

Schillerstraße 30 / Block X, A-5020 Salzburg
Aktuelle Forschungsergebnisse zu Themen der angewandten Ernährungsmedizin

Internet-Links

www.lebensmittelnet.at/article/article-view/74761/1/8162
Österreichischer Ernährungsbericht 2008

www.swissfir.ethz.ch/datenbank
Schweizer Nährwertdatenbank

www.was-esse-ich.de
Nationale Verzehrsstudie II zur Ernährungssituation von Jugendlichen und Erwachsenen in Deutschland

Sachregister

Rezeptregister

Impressum

© 2009 GRÄFE UND UNZER VERLAG GmbH, München

Projektleitung: Monika Rolle

Freie Mitarbeit (Text): Anna Cavelius

Lektorat: Rita Steininger

Bildredaktion: Daniela Jelinek

Satz: griesbeckdesign, München

Layout: independent Medien-Design, Horst Moser

Herstellung: Petra Roth

Reproduktion: Repro Ludwig, Zell am See

Druck: Firmengruppe APPL, aprinta druck, Wemding

Bindung: Firmengruppe APPL, sellier druck, Freising

ISBN 978-3-8338-1518-8

1. Auflage 2009

Wichtiger Hinweis

Die Gedanken, Methoden und Anregungen in diesem Buch stellen die Meinung bzw. Erfahrung der Autoren dar. Sie wurden von den Autoren nach bestem Wissen erstellt und mit größtmöglicher Sorgfalt geprüft. Sie bieten jedoch keinen Ersatz für persönlichen kompetenten medizinischen Rat. Jede Leserin, jeder Leser ist für das eigene Tun und Lassen auch weiterhin selbst verantwortlich. Weder Autoren noch Verlag können für eventuelle Schäden, die aus den im Buch gegebenen praktischen Hinweisen resultieren, eine Haftung übernehmen.

Bildnachweis

Fotoproduktion: Eising foodphotography, Martina Görlach

Weitere Fotos:

Corbis: S. 86. Getty: S. 8, 38, 92-93. independent Medien-Design: U1 von Buch und Folder (A. Kellner). Jump: U4 links, S. 6-7. Mauritius: S. 71, 76, 77, 83. Photolibrary: S. 3, 62-63, 64. Privat: S. 4 (Vormann, Wiedemann).

Infografiken: Ingrid Schobel

Umwelthinweis

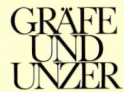

GRÄFE UND UNZER

Ein Unternehmen der
GANSKE VERLAGSGRUPPE

Die **GU-Homepage** finden Sie im Internet unter www.gu-online.de

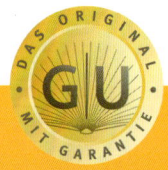

Unsere Garantie

Mit dem Kauf dieses Buches haben Sie sich für ein Qualitätsprodukt entschieden. Wir haben alle Informationen in diesem Ratgeber sorgfältig und gewissenhaft geprüft. Sollte Ihnen dennoch ein Fehler auffallen, bitten wir Sie, uns das Buch mit dem entsprechenden Hinweis zurückzusenden. Gerne tauschen wir Ihnen den GU-Ratgeber gegen einen anderen zum gleichen oder zu einem ähnlichen Thema um.

Liebe Leserin und lieber Leser,

wir freuen uns, dass Sie sich für ein GU-Buch entschieden haben. Mit Ihrem Kauf setzen Sie auf die Qualität, Kompetenz und Aktualität unserer Ratgeber. Dafür sagen wir Danke!
Wir wollen als führender Ratgeberverlag noch besser werden. Daher ist uns Ihre Meinung wichtig. Bitte senden Sie uns Ihre Anregungen, Ihre Kritik oder Ihr Lob zu unseren Büchern. Haben Sie Fragen oder benötigen Sie weiteren Rat zum Thema? Wir freuen uns auf Ihre Nachricht!

GRÄFE UND UNZER VERLAG
Leserservice
Postfach 86 03 13
81630 München

Wir sind für Sie da!
Montag–Donnerstag: 8.00–18.00 Uhr
Freitag: 8.00–16.00 Uhr
Tel.: 0180 - 5005054*
Fax: 0180 - 5012054*
E-Mail: leserservice@graefe-und-unzer.de

*(0,14 € /Min. aus dem dt. Festnetz, Mobilfunkpreise können abweichen.)

Neugierig auf GU? Jetzt das GU Kundenmagazin und die GU Newsletter abonnieren.

Wollen Sie noch mehr Aktuelles von GU erfahren, dann abonnieren Sie unser kostenloses GU Magazin und/oder unseren kostenlosen GU-Online-Newsletter. Hier ganz einfach anmelden:
www.gu-online.de/anmeldung

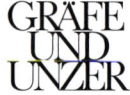

GRÄFE
UND
UNZER

Ein Unternehmen der
GANSKE VERLAGSGRUPPE